HULIYUAN SHOUCE

家庭访问护理员手册

卓永岳 卓 雷 主编 杨根来 主审

U0243614

化学工业出版社
北京·

《家庭访问护理员手册》共分3篇10章，介绍了居家养老的基本知识、各类居家护理服务，以及与居家养老相关的家政服务和法律知识，是一本系统介绍家庭访问护理员知识与操作的实用教材。

　　《家庭访问护理员手册》是在广泛吸取日本"家庭访问护理"领域的相关经验，总结国内养老护理发展现状的基础上，通过理论与实践相结合，以及归纳职业院校一线教师、行业专家的自身经验编写而成，对提高老年服务与管理、老年保健与管理专业学生及服务于一线的居家养老工作人员的理论水平、操作技能具有重要意义。本书具有较强的实用性和可操作性，可作为老年服务与管理、老年保健与管理专业学生及从事社会和居家养老服务人员的教材或参考用书。

图书在版编目（CIP）数据

　　家庭访问护理员手册 / 卓永岳，卓雷主编. — 北京：
化学工业出版社，2019.10
　　ISBN 978-7-122-35756-4

　　Ⅰ．①家… Ⅱ．①卓… ②卓… Ⅲ．①老年人 – 护理 –
手册 Ⅳ．①R473.59-62

　　中国版本图书馆 CIP 数据核字（2019）第 260219 号

责任编辑：章梦婕　刘　哲　　　　　　　　　　装帧设计：张　辉
责任校对：王素芹

出版发行：化学工业出版社（北京市东城区青年湖南街 13 号　邮政编码 100011）
印　　装：三河市延风印装有限公司
787mm×1092mm　1/16　印张 10　字数 111 千字　2019 年 11 月北京第 1 版第 1 次印刷

购书咨询：010-64518888　　　　　　　　　　　售后服务：010-64518899
网　　址：http://www.cip.com.cn
凡购买本书，如有缺损质量问题，本社销售中心负责调换。

定　　价：35.00 元

《家庭访问护理员手册》编审人员

主　编　卓永岳　卓　雷

副主编　王剑秋　陈怡剑　张丽君

编　者（按照姓名汉语拼音顺序排列）

　　　　蔡秀芳　陈怡剑　江小燕　卢迺起　唐　瑞　王剑秋

　　　　徐春霞　徐丽云　张丽君　卓　雷　卓永岳

主　审　杨根来

2018年底国家统计局资料显示，我国60周岁以上的老年人口已经达到2.49亿人，占总人口的17.9%；65周岁及以上人口达1.67亿人，占总人口的11.9%。由于我国人口基数大，老年人口增长速度快，中国已成为世界上老年人口最多的国家。我国用20～30年的时间达到了发达国家100多年才形成的老龄化社会，即在"未富先老"的情况下进入了老龄社会。目前存在老年人收入水平低、医疗负担重、抵御风险能力弱等问题，老年人护理照料的需求增长明显，但照料服务资源短缺，绝大多数老年人需要在家养老，居家养老成为我国养老的主要选择。

由于慢性疾病、生活自理障碍、认知功能减退和心理变化，老年人的健康与生活受到影响，且因自身控制环境的能力下降，成为健康脆弱、需要照料的群体。我国至今还没有以"养老护理员专业化程度"的视角来探讨居家养老问题。居家养老的服务有其本身的专业理论、操作技能、质量标准等要求，需要通过居家养老服务的专业化，提高居家养老的服务品质，用制度来规范居家养老的理论知识、操作技能、培训考核、持证上岗、质量控制、行业监管等。标准化、规范化和专业化服务是居家养老的未来发展方向和社会发展的必然要求。

目前，在我国尚未建立家庭访问护理员专业的情况下，为了推动居家养老服务工作的发展，浙江绿康医养集团从2012年开始，借鉴发达国家的"家庭访问护理员"教材，在探索家庭访问护理员的培养方面作了一些尝试。通过免费培训，以街道、社区集中培训为主，个别上门指导为辅的形式，让社区志愿者、家庭照料者等掌握一些最基本的护理知识。为提高居家养老的服务质量，绿康介护职业培训学校编写了《家庭访问护理员手册》，供职业教育培训之用。

在编写过程中我们参考了国内外同行的相关资料。同时有幸邀请到北京社会管理职业学院杨根来教授审阅，给予了非常多的帮助，在此致以衷心感谢。

由于时间仓促，以及编写人员的自身水平有限，本书难免存在疏漏之处，恳请同行专家、老师给予指正，以便再版时完善。

编者

2019年9月于杭州

目录
CONTENTS

第三篇

其他相关服务

参考文献

第一篇

基础知识

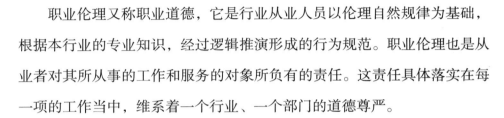

第一章　职业伦理

职业伦理又称职业道德，它是行业从业人员以伦理自然规律为基础，根据本行业的专业知识，经过逻辑推演形成的行为规范。职业伦理也是从业者对其所从事的工作和服务的对象所负有的责任。这责任具体落实在每一项的工作当中，维系着一个行业、一个部门的道德尊严。

居家养老护理是具有社会道德意义的职业，对从业人员的职业道德有着更高的要求，因为他们所面临的服务对象是具有特殊的生理、心理和社会需求的老年人，在上门服务的职业活动中，要充分体现出"以老年人为本"的理念，切实保障老年人的利益最大化，满足老年人的合理需求，遵守服务人员自身的职业道德准则。

第一节　职业道德

职业道德不是一个抽象的概念，其有具体的内涵、基本规范和作用。

一、职业道德的内涵

职业道德是人们在从事职业活动中应该遵循的，依靠社会舆论、传统习惯和内心信念来维持的行为规范的综合。它调节家庭访问护理员与职业之间的关系、护理人员与老年人（亲属）之间的关系，这是居家养老行业的特殊要求，是社会道德在养老服务领域的具体体现。

二、职业道德的基本规范

职业道德反映了社会对从业人员的道德要求，是一般社会道德在职业活动中的具体体现。居家养老照料属于养老服务行业，要遵循社会主义职业道德规范。具体内容为爱岗敬业、诚实守信、尽职尽责、服务群众、奉献社会。

三、职业道德的作用

1. 职业道德是个人发展的基础

合格的家庭访问护理员不仅需要具备基本的知识和工作技能，而且还需要具备从事本专业的道德素质，特别是敬业、诚信、勤俭、公正、团队协作、创新等职业精神，这对于促进从业人员做好本职工作、实现职业理想、提高个人的综合素质、实现个人职业快速发展和提升、增强其职业荣誉感、实现人生价值的升华等方面都是十分重要的前提和基础。

2. 职业道德是良好社会风尚形成的保证

社会风尚是人们的精神面貌和社会关系的综合反映，各行各业的职业道德都不同程度地影响着整个社会道德风尚和习俗的形成和发展。尤其在当前人口老龄化形势日趋严峻的情况下，养老服务业的发展日渐紧迫。作为其重要组成部分的居家养老，需要更多具备良好的社会风尚和职业道德的家庭访问护理员。

3. 职业道德是推动社会经济发展的力量

职业道德以规范守则等形式指导人们的职业活动，是推动社会主义经济发展和物质文明建设的重要力量。职业道德中"忠于职守""服务第一""诚实守信""爱岗敬业"及"廉洁奉公"等一些基本精神起着特殊的作用。一旦这些得到人们的认同、接受，内化为内心信念并付诸行动时，人们就能正确处理各方面的关系，自觉地承担社会责任和义务，充分发挥主动性、积极性和创造性，从而促进社会主义经济持续健康发展。

第二节　职业守则

《养老护理员国家职业技能标准》（后简称《标准》）明确规定，养老护理人员的职业守则为：尊老敬老，以人为本；孝老爱亲，弘扬美德；遵章守法，自律奉献；服务第一，爱岗敬业。

一、尊老敬老，以人为本

（一）尊老敬老

尊老敬老是家庭访问护理员重要的职业守则之一，是做好养老照料工作的基础，不仅是一种美德，更是一种责任和义务。尊敬的最高要求就是给予对方最大的支持和理解，尊重对方的需求，解决对方最需要解决的问题。居家养老服务给老年人一份幸福，就是给自己一份快乐；给老年人一片天空，就是给自己一片绿地；关心老年人的今天，就是关心自己的明天。

（二）以人为本

以人为本就是要处处为老年人着想，努力满足老年人心理上及生活上的各种需求，为老年人营造温馨的生活氛围，创造安全、舒适的居住环境，提供优质服务，切实保障老年人的合法权益，让老年人体会到全社会对他们的尊敬和关怀，让他们拥有幸福的晚年生活，这也是"以人为本"

的内涵和要求。

二、孝老爱亲，弘扬美德

（一）孝老爱亲

"百善孝为先"是中华民族的传统美德，是对生活中尊老、敬老、爱老行为的总结和升华。孝道是我国在一代又一代的传承中形成的一种独特的民族文化。新时期的孝文化不应仅仅停留在物质层面对老年人的关心，而且要更多地给予老年人精神生活上的关心和关爱，一句简单的问候，一次真心的微笑，都是让老年人感到温暖的孝道。

（二）弘扬美德

要做到国家提倡的"老有所养、老有所医、老有所为、老有所乐"境界；就要使"孝道"纳入到社会主义核心价值观宣传教育。国家所倡导的"老吾老以及人之老"理念，使"孝道"提升到"为人民服务"的国家治理层面，使"孝"体现为"大孝、大爱、大义"，为传统的孝道注入了丰富内容和新的活力，开辟了新时代孝道观念的新境界。

三、遵章守法，自律奉献

（一）遵章守法

护理人员必须按照法律、法规及纪律的有关规定完成工作，只有这样，才能保证社会和谐稳定、健康有序发展。

（二）自律奉献

自律指在没有人现场监督的情况下，通过自己要求自己，变被动为主动，自觉地遵循法律法规，用它来约束自己的一言一行。而奉献是指满怀感情地为他人服务，做出贡献。对家庭访问护理员而言，就是要在对老年人充满尊敬和关爱的召唤下，把本职工作当成一项事业来热爱和完成。一个能奉献社会的人，同时也是一个品格高尚、有道德的人。

在具体工作中还要做到诚实守信，即待人处事真诚、老实、讲信誉，言必行、行必果，讲真话、办实事。家庭访问护理员在为老年人服务中，一定要真心实意地为他们排忧解难，给他们切实的帮助，不能敷衍老年人，更不能欺骗老年人；要耐得住寂寞，守得住清贫，不允许利用工作之便为自己谋取私利，见利忘义；要以实际行动赢得老年人的信任，做一个让老年人信赖、放心的居家访问护理员。

四、服务第一，爱岗敬业

（一）服务第一

服务是指为他人做事，并使他人从中受益的一种有偿或无偿的活动，它不以实物形式而以提高劳动的形式满足他人某种特殊需要。服务是帮助，是照顾，是贡献。老年人的需求是多方面的、多层次的，有物质的、有精神的。同时，由于老年人生活的环境和状况不一样，生活的习惯和经济基础不一样，造成老年人的实际需求千差万别。家庭访问护理员要把为老年人提供优质服务作为工作的第一要务，想老年人之所想，急老年人之所急，千方百计为其排忧解难，全心全意为老年人提供服务。养成严谨细致的工作作风，以让老年人满意为标准。

（二）爱岗敬业

爱岗就是热爱自己的工作岗位；敬业就是用一种恭敬严肃的态度对待自己的工作，只有爱岗才能敬业。爱岗敬业同时也是服务第一的具体体现。要求从业人员以正确的态度看待自己的工作，认识到自己工作的重要性和社会意义，对自己的工作有极强的荣誉感和责任感，全身心地投入自己所从事的工作中。

从事居家养老照料工作，是社会的需要，是一项高尚而平凡的工作，也是社会不可或缺的。因此，护理人员要自信自尊，只有自己做到，别人才会尊重你和你的工作。

第三节　职业规范

一、基本规范

家庭访问护理员必须以整洁文明的仪表、得体大方的着装、规范到位的文明礼仪，使自己的形象符合现代职业的要求，在尊重别人的同时也会赢得别人的尊重。

（一）仪表整洁文明

1. 清洁卫生

家庭访问护理员的头发要整齐光洁，朴实大方，不使用气味浓烈的发乳，不披头散发，留有长发的护理人员须梳成发辫；面部保持清洁卫生，可略施淡妆，不使用气味浓烈的化妆品，避免口、鼻、眼有分泌物；保持口腔卫生，无异味；保持手部卫生，勤洗手，指甲短而洁，不染重彩指甲；保持服装整洁，勤换衣服和洗澡，身体无异味。

2. 行为文明

家庭访问护理员应该规范自己的行为，切忌在老年人或食物前打喷嚏、咳嗽；不得在工作岗位或老年人面前整理自己的衣物；不得在工作岗位或老年人面前梳妆打扮；不得在工作岗位或老年人面前做出抠鼻子、剔牙等不雅行为。

3. 待人接物

家庭访问护理员要经常保持微笑，表情要和蔼可亲。真诚的服务，能使老年人产生亲切感、温暖感、诚实感和信赖。

对家庭访问护理员的工作态度的基本要求是：主动、热情、耐心、周到。主动即主动问候、主动服务、主动征求意见；热情即笑口常开、语言亲切、处处关心；耐心就是既要有"忍耐性"，又要有"忍让性"，工作繁忙时也应做到不急躁、不厌烦，遇到老年人不礼貌时，要保持冷静，婉转解释，得理让人；周到即服务工作面面俱到、完善体贴、细致入微。

4. 进门礼仪（十要点）

（1）进门应先敲门或按门铃，如无反应，等待30秒后再次按门铃或敲门。应站在离门约60厘米远的地方等待。不应大力敲打或撞击门窗。

（2）开门后先说问候语"您好，请问您是XXX奶奶、爷爷的家吗？"

（3）表达"我们今天是到您家看望老人，并为老人进行健康指导的"。

（4）得到家属同意后，回复"谢谢"。

（5）主动为业主关门，并脱鞋或穿上自带鞋套。

（6）看望老人时表情要温柔，解说要仔细，操作动作幅度不可过大。

（7）与家属或老人交谈时要求用语规范。

（8）不打听老人家庭内部的家事和私事，不谈家属不愉快的事情或话题。

（9）不乱翻乱摸老人家中的物品。

（10）告辞时，向老人说"再见"或表示谢意。

（二）仪表得体大方

1. 干净整齐

工作服装干净平整，领口、袖口简单利落，扣子整齐不缺，裤脚在脚跟以上平脚面处。服装要得体，符合时令，不能过大、过小、过松或过紧。女工作人员着装忌短、过分暴薄。穿着朴素大方，不仅能使自己充满自信，而且还能给人留下良好的印象。

2. 色彩淡雅

整体色彩淡雅，上衣、裤子搭配合理，忌颜色过于鲜艳；围裙、套袖的色彩要相配。

3. 着装得体

工作时要着工作装，工作服装要得体，符合时令，不能过小、过紧、过大、过松。女工作人员着装忌短、过分暴露。夏季女性工作人员所穿裙装长度要在膝盖以下，禁止仅穿内衣、睡衣和短裤工作。穿着不当、举止不雅，往往会降低身份，损害自身形象。

4. 发型美观

梳短发时，头发以在颈部以上为宜；留长发的养老护理员，工作时应把头发梳成发辫。

5. 勤修指甲

经常修剪指甲，不留长指甲和染彩色指甲。过长的指甲和色彩鲜艳的指甲，不但会藏匿细菌，也会给老人带来不良外观刺激，甚至在工作中会不慎损伤老人的肌肤。

二、礼仪规范

礼仪是指人们在社会交往活动中共同遵循的最简单、最起码的道德行为规范，是个人文化修养、精神面貌的外在表现。一个人在社会生活中要与他人接触，其礼仪的表现将会使他人产生很强的知觉反应，能给人留下深刻的印象。良好的礼仪修养能强化人际间的沟通，建立良好的人际关系。

家庭访问护理人员在从事上门服务时，需要从语言交流沟通、具体行为姿势和基本工作礼仪方面进行规范，保证服务质量，为老年人提供更加温馨、高质量的服务。

（一）沟通规范

良好的语言习惯是一种智慧，是一种修养，对语言把握得恰到好处，会使人心情舒畅、如沐春风，反之则可能令人厌烦，导致冲突，引起纠纷。家庭访问护理人员在日常工作和生活中应掌握一些基本的沟通方法和技巧。

1. 口头语言沟通

家庭访问护理人员在工作中要遵循"二十四字"原则，即说话诚实、语义准确、音量适中、语速适中、表情自然、称呼得体。切忌工作中使用不礼貌用语。一忌无称呼用语，如"那个穿什么的"；二忌用"喂"称呼人；三忌不用敬语称呼老年人，如"老头儿""老太婆"；四忌蔑视语、烦躁语、斗气语，如"搞不清楚""不行就算了"等。

概括起来说，家庭访问护理人员要做到口头沟通中的"四有四避"，即"有分寸、有礼节、有教养、有学识"，以及"避隐私、避浅薄、避粗鄙、避忌讳"。

2. 非语言沟通

非语言沟通主要分为手势、面部表情等，家庭访问护理人员学会正确使用它们，对提高工作质量、提高老年人满意度具有非常重要的作用。

（1）手势沟通 手势是非语言沟通中最常用的。其千变万化，表达的意义也极其丰富。手是最灵活的器官，最容易表现一个人素质和修养。因此，家庭访问护理人员应特别注意手势及其所表达的意义。在工作中，家庭访问护理人员禁止使用的手势有：指指点点、随意摆手、端起双臂、双手抱头、摆弄手指等。

（2）面部表情沟通 面部表情亦是非语言沟通中最常用的一种，其变化多端、表达内容非常丰富。需避免的面部表情有瞪眼、变脸色、吐舌、撇嘴、咬牙等。在为老年人服务时，不同的面部表情可以显示出家庭访问护理人员的不同工作态度。

3. 沟通的综合使用

在工作过程中，语言沟通和非语言沟通综合使用的机会和次数比单独使用要多。这里需要护理人员特别注意，两者之间的配合使用一定要体现表里如一、言行一致，否则让老年人感觉护理人员不真诚。

家庭访问护理人员与老年人沟通过程中需要注意以下几个方面：一是精神状态要保持平静、积极、向上，能较好地体现自身的气质、修养、情操和性格特征；二是整个形体要保持端庄、稳健、大方、自然，给人一种持重的感觉；三是表达要简洁、自然、协调、恰当，尽可能不要给人留下繁琐的印象。

（二）行为规范

培根有句名言："相貌的美高于色泽的美，而秀雅合适的动作美又高于相貌的美。"行为举止是一种"行为语言"，它真实地反映一个人的素质，受到教育的程度，是展示个人修养的重要外在体现。端庄文雅、自然大方、恰到好处的举止，能给人以深刻而良好的第一印象，能获得他人的信任与好感，从而帮助一个人走向成功。良好的行为举止不是天生具有的，是需要后天培养、积累的。家庭访问护理人员的行为举止要文雅礼貌，要有优美的站姿、正确的走姿和优雅的坐姿。

1. 站姿优美

正确优美的站姿可以通过以下训练做到。两脚分开20厘米左右的宽度距离，或者两脚并立在一起，但不要太贴近，以站得稳当为好；女性可以把双脚后跟并在一起，双腿微曲，收腹挺胸，两肩并行，头正，眼睛平视，下巴微收（图1-1）。

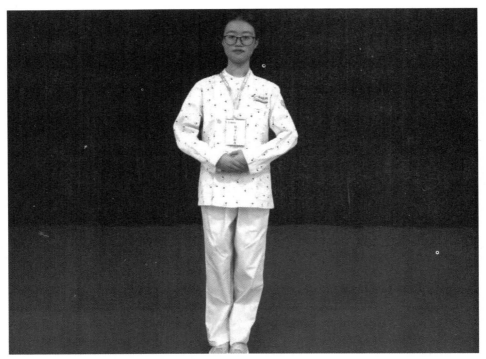

图 1-1　站姿

2. 行姿正确

行姿最能体现一个人的精神面貌。走路大方，步子有弹性，摆动手臂协调适度（图1-2），通常可以显示一个人自信、快乐、健康、友善；而走路时拖着步子，步伐小或速度时快时慢，则给人一种懒散、拖沓、精神萎靡、缺乏活力的感觉。

3. 坐姿优雅

端坐时，头要正，上身要微向前倾（图1-3）。膝盖和双腿轻轻并拢，体现其庄重、矜持；两脚并在一起，并把两个脚后跟微微提起，这样不仅姿势好看，且会给人一种沉稳、大方的感觉；避免一些不文明、不雅观的坐姿，如叉开双腿、跷二郎腿、抖腿等。

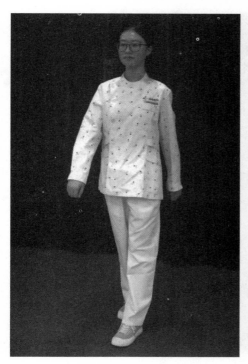

图1-2 行姿

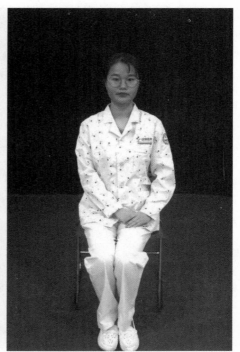

图1-3 坐姿

（三）工作规范

1. 手持物品

工作过程中，家庭访问护理人员在帮助老年人手持物品时，在稳妥、自然、到位、卫生等方面一定要按照规范要求去做。

2. 递接物品

工作过程中，正确递接或接取物品是基本功。递接物品时注意做到：双手为宜，递于老年人手中，主动上前，方便老年人接拿；接取物品时注意做到：目视对方，而不要只顾注视物品。要用双手或右手，绝不应单用左手。必要之时，应起身而立，并主动走近对方，当对方递过物品时，再以双手前去接取，切勿急不可待地直接从对方手中抢取物品。

（四）其他规范

接听电话时，听到铃声，快速接听，先要问好，礼貌应答；打电话时，说话简单明了。禁止用老年人家中的电话打私人电话；如是工作联系，应先向老年人说明，得到允许后方可使用。当陪同老年人出行时，注意一些基本礼仪，如进门、上车时，应让老年人先行；上楼时，老年人在前，下楼时则相反。

第二章　老龄化与健康老龄化

　　老化是一种自然现象，从人体细胞代谢来看，人体经过了生长、发育、成熟之后，开始进入衰老。在中青年时期，细胞的功能开始下降，很快就被新生的细胞所取代，身体的功能得到维持。随着年龄的增长，特别是进入了老年期，细胞更替的速度变得越来越慢，进一步加快了人体的衰老进程。

　　1987年世界卫生组织提出了"健康老龄化"的概念，提出"不能仅满足于人的长寿，而应追求健康长寿"，树立起"健康寿命"的新理念。"健康老龄化"应体现在老年期的生命延长，生命晚期伤残和失能的时间尽量缩短，从而确保老年期的生活和生命质量。这也是居家服务的出发点和落脚点，通过家庭访问护理，不断提高老年人的生活质量和生命质量。

第一节　老龄化知识

一、老龄化的定义

　　国际上以60岁或65岁的方式来界定老年人，发展中国家用60岁为界限，发达国家以65岁为界限。医学界把60～74岁称作"前老年期"，75岁以后均称作"后老年期"，其中85岁以上称作"超高龄期"。按照联合国的标准：老龄化社会是指65岁以上老年人口占总人口的7%，或60岁以上

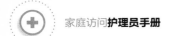

人口达到总人口的10%，即该地区视为进入老龄化社会。

一般来说，前老年期老年人的身体一般比较健康，基本不需要照护；后老年期老年人的身体老化比较明显，需要专业人员的援助。

二、老化的特点

随着年龄的增加，身体各项机能相应退化的过程称为老化。这个过程，从婴儿出生的那一天便开始悄悄地进行，并且从不间断。在老化的过程中，一旦生命体的各项指标无法维持正常，就会最终导致生命体的死亡。所以老化不能狭义地理解为成年后人们逐渐迈向死亡终点的过程，它应该是存在于每一个生命体中，从出生那一刻开始直到死亡的整个生命历程。

老化可以分为"生理性老化"和"病理性老化"两种。"生理性老化"指在未患其他疾病的情况下，大多数老年人所表现出的、具有共性但不可逆转的老化现象。"病理性老化"是指由于特殊老年疾病所引起的身体机能的退化，只针对患病的部分老年群体。因此，"病理性老化"是能够进行有效的预防，并有可能被治愈的临时性老化现象。

第二节　老化的表现

一、身体功能的老化

身体功能的老化是人体随着年龄的增长，全身组织器官在结构和功能方面出现生理性衰退的自然规律。人的生理功能会随着年龄的增长而直线下降，但其下降的速度又因各器官的不同而各有差异，其中，肾功能和肺功能下降的速度最为显著。老年人身体功能的老化主要出现在以下几个系统中。

（一）泌尿系统

随着老年人年龄的增加，体内肾小球功能会逐渐减弱，这时，肾脏器官的过滤值也会逐渐降低，肾小管功能和尿浓缩功能会明显减退。肾脏及泌尿系统的各项功能开始缓慢衰退，抵抗力与免疫力也逐步下降，严重的还会出现肾功能不全等症状。

（二）呼吸系统

老年人的肺部（肺泡、肺泡管、肺泡壁）组织会随着年龄的增长逐渐失去弹性。老年人在肺功能检查时，常常会出现肺活量降低、肺功能残气量增加、最大通气量减少等情况，老年人的肺通气功能明显减弱。由于老化使肺泡壁变薄，肺泡膈中毛细血管数量及管内血流量日益减少，肺部排出异物的功能也会降低，极易引发呼吸器官感染炎症，严重时甚至容易导致肺炎，难以治愈。

（三）神经系统

随着老年人年龄的增长，脑、神经系统的各部分功能会随之受到影响。由于管理睡眠与觉醒的中枢神经紊乱，老年人常常容易出现睡眠时间减少、睡眠变浅、入睡时间变长、睡眠过程中容易被惊醒等情况。

受脑神经控制的运动功能也会随之下降，主要表现为肌肉能力降低、反应迟钝、动作缓慢、各类动作操作性能力显著下降等。在知觉功能方面，视觉、听觉、味觉的功能减退，特别是在高音域和盐味觉上的障碍比较严重。

人的神经系统中非意识可控的自律神经功能老化，主要表现在唾液分泌功能、胃肠蠕动功能和膀胱收缩功能上。老年人年龄增长或压力过大时，常常会出现拉肚子、胃痉挛、口干、失眠、火气大等情况。

（四）免疫系统

免疫系统分为固有免疫系统（白细胞功能）和适应免疫系统（淋巴网内系统功能）。随着年龄的增长，后者的功能会逐渐下降，尤其是T淋巴球（细胞性免疫）表现得更为显著。由于老年人体内对抗感染的白细胞反应较为迟钝，所以有时即使患上感染症，也难以发现白细胞数量的增加。随着免疫功能的下降，人体对细菌和病毒的抵抗能力也会变弱，所以老年人容易患上肺炎等疾病，年轻时所患过的结核、疱疹等疾病，有时甚至还会复发。

普通感冒所引发的发热和咳嗽，一般健康人群数日即可治愈，身体也会恢复到原来的状态。随着年龄的增长，老年人体内平衡的维持能力逐渐下降，因此患病后的恢复过程变得迟缓，容易出现长期化倾向。此外，由于老化会影响人体器官的功能，这些原本脆弱的器官又遇上了新的问题时，身体情况会进一步恶化，有时甚至无法恢复到正常水平，成为难以治愈的慢性疾病。

（五）其他系统

除上述情况外，人体的其他系统也可能出现老化。如心血管系统，出现动脉硬化、供血不足、高血压、冠心病等；运动系统，出现肌肉萎缩、骨质疏松等；消化系统，出现蠕动减慢、分泌减少等。

（六）废用综合征

废用综合征是指由于机体不能活动的状态而产生的继发障碍。发病原因如下。

① 由各种原因引起刺激减少而导致活动减少。

② 各种骨关节疾病使肢体活动范围减少。

二、心理的变化

老年人的人生经验和智慧使老年人具有很强的"成就感"，但是身体功能逐渐退化、四周的亲友渐渐凋零，常常是造成老年人失落感的主要原因。

退休后将会使老年人的生活面临很大的改变，特别是没有了工作时间，自由时间大幅增加，这些转变会使其生活模式也发生较大的变化，如睡眠、用餐等生理性活动时间，以及用于闲暇娱乐的休闲活动时间延长；工作、学习等强制性活动时间减少。这些转变常常会助长老年人的废用性失能的变化，严重时甚至导致老年人出现活动减少、性格封闭、长期闭门不出等情况。

人体内的生物钟会与昼夜（地球自转）同期，形成睡眠——清醒的自然节奏，包括起床、就寝、用餐、运动、活动（工作、兴趣）和睡眠等，这些生活习惯会因家庭和工作环境、个人嗜好和价值观，以及与此相伴的生活时间分配差异等发生多种多样的变化。老年人良好健康的生活习惯，能在很大程度上增强机体活力，并有效延缓衰老。

一个人自尊心的强弱往往与其年龄有着较为密切的关系，特别是当老年人诸如动作、反应、体力或抵御疾病等身体功能逐渐退化时，他们会逐渐感觉失去过去生活中的控制感与独立感，容易产生意志消沉、缺乏活力、自信心减弱、遇事容易退缩等情况。护理人员应该特别注意，当面对老年人可以独立完成的事务时，哪怕是出于好意的协助，对老年人而言却可能是对其自信心甚至自尊心无情的伤害，所以在日常生活中，我们应该多为老年人提供能够维持自主能力的具有独立性的简单事务的操作机会，不宜安排有难度的、操作复杂的或新奇的、需要重新认识与学习的新事务。

三、社会功能的变化

随着年龄的增长，老年人自身体力的限制，他们的责任与权力就会自然地向年轻一代转移。当退休后离开了原有的工作岗位，导致他们失去原来的社会价值，形成巨大的心理落差，此时所体验到的社会地位和经济基础的丧失、人际关系（亲子关系）和生活模式的变化等，会形成巨大的心理危机。人生的每个阶段都会形成不同阶段的朋友圈，伴随着退休的角色转换，可能还有配偶的离世、子女不在身边、亲朋好友分散各地等，当老年人不再为生活忙碌而闲暇下来的时候，对友谊的需求将会更加强烈。

老年人如果能够根据自身的健康、经济基础、生活兴趣爱好等，提前规划好退休生活，使自己在退休之后仍然拥有选择的自由，并能利用丰富多样的社会活动和休闲活动来充实自己生活，便可以将原来在职场和家庭中的作用和价值扩展到地域社会之中，进而提高其退休生活的品质和意义。

四、老年期的特点

（一）精神性

老年人的性格主要受到其不同人生经历与所处环境变化的影响。一般老年人的性格特征容易倾向为保守、孤独、急躁、没有安全感、以自我为中心等。也有的老年人是由老年期的认知障碍或老年抑郁症等疾病所引发的性格变化。

老年人无论是从身体、精神还是社会经济层面来说，都是相对弱势的群体，其人格与尊严容易受到侵犯。特别是认知障碍老年人，这方面更容易受到伤害，所以护理人员一定要善待老年人，避免使用可能会伤害老年人自尊心的言行，或使用具有强制性的限制行为。当老年人被迫经历这些不愉快的事件时，这样的体验将加深老年人对于生存意义的质疑。

"生老病死"是人类不可避免的终极宿命，虽是无可奈何的事情，但是我们又必须去接受。在老年期，人的精神层面会发生一些改变，其世界观、价值观也会开始转变，并渐渐开始看透领悟周围的一切。我们需要充分地了解老年人的经历，尽可能给予他们更多的理解和包容，并帮助他们适应晚年的生活。

（二）多样性

1. 健康状况上的多样性

随着医疗卫生水平的不断提高，多数的老年人都能精力充沛、健康而充实地生活。但是部分老年人也存在不同程度的健康问题，需要长期忍受一系列慢性病的折磨。我国老年人的高发疾病前五位是：高血压、冠心病、脑血管病、恶性肿瘤、糖尿病。

2. 生活经历上的多样性

有些老年人性格开朗积极，经济条件优越，健康方面也没有什么问题，能够把退休后的生活安排得井井有条、丰富多彩。但是老年人也因其在家庭构成、经济实力、健康状况、居住环境、就业境遇、社会活动和参与、自身的兴趣爱好等方面的差异，导致老年期具有多样性的特点。

3. 行为方式的多样性

老年人长期以来有各自不同的生活习惯和生活方式，且这些行为在不断地重复中会被逐渐固定化，形成自己独特的生活模式。这些习惯是在长期的生活过程之中培养出来的，想要强行改变十分困难，有时过度的强制行为甚至会导致老年人生活质量（QOL）的整体下降。这些多样性的人生经历和生活习惯，还会直接影响老年人的价值观与人生观，使老年期的人生观、价值观也呈现出多样性的特征。

老年期是人们在身体与精神上经历巨大转变的时期，同时也是一个容易陷入失落与孤独的时期。在与老年人接触时，应该充分理解老年人的人生经历，尽量提供与其价值观和要求相符的生活环境和照护援助。即使会耗时费力，护理人员也应耐心积极地与老年人一起，回顾他们曾经的人生经历，这样不仅可以与老年人建立良好的互信关系，从中获取更多有益于照护的信息，而且还可以帮助老年人从他们的记忆中发掘出更多新的价值和生活的意义，使他们能够更加积极而愉快地面对老年生活。

（三）生活质量

生活质量一般包括个人生活品质与社会生活的品质，是一个全面评价生活优劣程度的概念。不同于基于个人收入与财产来衡量的"生活水准"的概念，"生活质量"是用来评价作为一个社会人，究竟多大程度上能够真正受到尊重并感受到幸福的一个衡量尺度的概念。"幸福"又可以通过身心健康、良好的人际关系、有意义的工作、舒适的环境、良好的教育、娱乐休闲活动等指标进行量化分析。

第三节　健康老龄化

长久以来，人类生命周期在50～60岁，随着科学的进步、生活水平的提高，使得人均寿命不断地延长，目前已经达到70～80岁，预计在不久的将来，人类将步入"人生90年"时代。"人生90年"的新纪元把我们的一生分成了"上半场"和"下半场"。"上半场"，我们要打下良好的健康、经济与生活的基础，这样才能在"下半场"开始一段真正属于自己的人生，投入自己所喜爱的生活之中。

健康老龄化的内容是：疾病和失能风险的降低，躯体与精神功能的提高和对老年生活的积极承诺。

"健康老龄化"的具体表现首先是生理健康，身体上没有疾病或者身体残障，即老年人要维持良好的健康状况，避免疾病的发生，并尽量降低由于疾病等原因所造成的失能风险。其次是心理健康，老年人对自身体能和智能应维持高度的认知水平，即在心理上要有良好的适应性，保持积极向上的生活态度，预防认知障碍症的发生。最后是在社会参与方面，要主动参加各项社会活动，建立良好的家庭和社会关系，并从中得到精神上的积极支持与持续的关怀等。只有三者俱全，并能保持均衡和谐的状态，老年人才能够享受到高品质的老年生活。

"健康老龄化"可以减轻社会养老成本的沉重负担，降低社会医疗成本的支出，对于国家和社会资源的合理运用有着重要的作用。只有让全社会都能正确认识"健康老龄化"的本质与意义，制定积极有效的健康管理政策，规划更多更好的无障碍设施和进行适老化的空间设计，提供更多老年医疗及康复服务，培养出更多训练有素的为老服务人才，才能使得我国"健康老龄化"的目标落到实处。

第三章 居家养老

　　中国传统家庭深受儒家文化的影响，自古就有深厚的崇老、尊老、敬老的家庭养老传统，家庭在社会结构中也处于中心地位。在农耕社会的传统背景下，家庭中的老年人不仅拥有对土地和生产工具的支配权，而且他们长期以来积累的农业生产生活经验也是一笔无形的财富，可以传授给子孙后代，所以在家庭单位中拥有权威并且普遍受到尊重。但是随着我国社会经济的发展，市场经济和城市化带来的冲击，从各个方面影响中国的传统文化，其中的养老文化也发生了巨大的变化。

　　我国19世纪50～60年代第一次婴儿潮出生的人们，如今已经陆续步入退休年龄，开始了回归家庭的老年生活。预计将在"老龄产业井喷期"（2025年）和"老龄化高峰期"（2030年），逐渐步入身心功能严重退化、需要特别护理的"后老年期"和"超高龄期"生活。随着这一波"银发浪潮"的冲击，我国老年人口失能状况也将日益严峻。面对老龄化的严峻形势，以"居家养老为基础，社区养老为依托，机构养老为支撑"的养老服务体系，是符合我国国情的最佳养老方式。

　　目前我们所说的"居家养老"与传统的居家养老不同，我国构建的现代居家养老是政府在制度上、法律法规上规划的现代社会养老服务体系，提供老年医学和养老服务专业人员的上门服务，使老年人在家就能够享受到专业机构的服务。

第一节　居家养老的状况

一、传统文化与家庭结构变化

随着市场经济快速发展，城市化规模的不断扩大，农村人口的流动性越来越明显，常年外出打工和求学的子女数量增加，父母与子女"两地分居"的情况日趋严重，家庭结构以核心家庭为主，空巢老年人的数量也明显增多。在现代社会多元化的发展背景之下，年轻人对传统观念出现抵触情绪，在养老问题上也有所改变。"4-2-1"的家庭结构很难让独生子女家庭独立完成照顾双方父母的家庭重负，传统的家庭养老模式正面临着巨大的挑战，有的甚至把老年人看成是家庭的负担，不愿意赡养老年人，打骂老年人、遗弃老年人等现象时有发生。

二、失能老年人的增加与家庭护理能力低下

失能老年人是指年龄在65岁以上，因患有慢性疾病、衰弱等因素，导致不能完成进食、沐浴、穿衣、如厕、室内移动等基本日常活动，需要由他人协助或者完全依赖他人的协助才能完成的老年人。

在国际通行的日常生活活动能力评定量表（ADLs）"吃饭、穿衣、上下床、上厕所、室内移动和洗澡"6项指标中，1～2项"做不了"的定义为"轻度失能"（部分失能）；3～4项"做不了"的定义为"中度失能"（部分失能）；5～6项"做不了"的定义为"重度失能"（完全失能）。

完全失能老年人群体的日常生活，必须有人照看护理。但是随着我国市场化、城市化的发展，劳动力人口的迁移，家庭规模的小型化，建立在多子女大家庭条件下的传统家庭护理能力日趋低下，已经无法适应当前养

老护理的需求。随着老龄化的日趋严峻，人口结构也正在发生改变，劳动力成为稀缺资源，劳动市场的人力成本逐渐增加。

三、机体老化与居住环境

当老年人在部分失能或完全失能后，原有的居住环境变得无法满足他们居家生活的要求，特别是独居老年人，他们不得不选择到更适合自己身体情况的新环境，如托老所、养老机构等居住。目前常见家庭转到机构养老的情况如下。

（一）老年夫妇＋老老看护

该情况多是由健康老年夫妇组成的家庭，他们可以继续生活在自己熟悉的社区环境中。但是一旦其中一方因为疾病或失能而卧床不起，另一方高龄者所承受的负担就会突然加重。如果缺乏外来的各种帮助，那么原来的居住环境就不再适合老年人继续居住，只得转到养老机构去度过最后的岁月。

"老老看护"是指需要护理照料的老年人在家中，由老年人的家庭成员进行照顾，比如妻子照顾失能的丈夫，或者六七十岁的老年人照顾其八九十岁的父母。

（二）独居生活＋虚弱老年人

独居的老年人只要身体健康，也能自主地生活在自己所熟悉的社区环境之中。当独居老年人的年龄增大、功能衰退、身体虚弱时，常常会由于行动能力的减退，外出频率显著降低，甚至长期闭门不出，导致其身体功能加速退化，形成难以逆转的恶性循环。特别是发生突发性疾病，或不慎跌倒时，独居老年人的处境将非常危险。在这种情况下，老年人们就只能远离熟悉的社区与近邻，选择搬至能够提供相应服务的养老机构。

（三）独居生活＋失能老年人。

当独居老年人完全失去自理能力时，他们只能选择入住养老机构。问题是我国养老机构的服务质量参差不齐，在新环境中老年人难免还伴随着远离亲朋的失落感、失能后的孤独与无助、适应新环境时常常遇到的挫折与失落等，都会使老年人精神上更加消极寂寞，产生孤独感，加速老年人的身心老化进程，严重影响其生活质量。

四、居家养老模式

"居家养老"强调在社区层面，无论是功能老化、身体衰弱，或者失能失智的老年人，都能为其提供养老资源，使每个人都能够与自己的家人和朋友们一起，在自己住宅与熟悉的社区环境中生活，能得到多样化养老服务，以原有的生活方式居住在自己的住宅中，确保独立、自主、有尊严、有隐私的老年生活质量（QOL）。

在"积极老龄化"及"健康老龄化"的思想背景下，提出了"老有所居、老有所为、老有所乐、老有所养、老有所医、老有所终"的生活目标，该目标为社区服务带来了不同层次的价值需求，同时与"居家养老"的养老模式也有着密不可分的关联。当"前老年期"的老年人身体健康而富有余力时，可将自我所长贡献于自己的家庭、社区、社会、政府，通过社区开设的"时间银行"，为自己累积存储，同时又能够自我升华，得到社会的肯定，体现自我的价值，即为"老有所为"。而当老年人的身体日渐衰弱，甚至失能失智时，则由家庭、社区、社会、政府根据不同的情况为其提供相应的养老资源和护理服务，做到"老有所养"。在生命的最后阶段，又能够留在自己熟悉的家和社区中，在众多亲人和朋友的共同陪伴下，尊严、舒适、安详地走完人生的终点，实现"老有所终"。

第二节　社区养老

一、近邻资源

所谓"近邻"是比地域、社区小的范围，是指以自家为起点，老年人徒步慢行15分钟，大约500 米半径圈域内的步行生活领域，即"步行圈"。老年人品质生活不能依靠单纯的上门服务，应该鼓励老年人主动利用宝贵的近邻资源，从近邻的亲朋好友，到熟悉的店铺、活动场所等，来满足自己的生活需求。

吃饭是我们每日例行的活动内容，老年人可以合理利用家周围的餐厅、茶馆、咖啡厅等，结合老年人的饮食行为，鼓励他们从家庭环境中走出来，在消遣休闲的同时积极与新老朋友交流，这对充实他们的生活有很大的帮助。在发达国家，很多由志愿者组成的民间老年人援助团体就经常利用闲置的空屋或公共集会场所等，定期开设公共食堂，为老年人提供舒适卫生、亲切温馨的就餐环境，丰富多样的餐食品种，并且价格合理、服务热情。

二、社区资源

"社区资源"则是指在更广域的范围内（如社区、街道等）影响养老服务的各种要素，它包含了"有形社区资源"和"无形社区资源"两种。

"有形社区资源"是指老年人交流与活动中心、可提供养老服务的各类机构、24小时的社区养老服务中心、经无障碍设计且便于老年人使用的公园、邮局、诊所、超市、康复中心、图书馆等公共设施。"无形社区资源"是指社区内的服务网络，其中人的资源最重要。

（一）专业服务人员

医生、护士、营养师、理疗师等，为老年人提供身体护理、各类医疗咨询、临终关怀等专业性较强服务的专业服务人力资源。专业服务人员的分工明确、细致，采用"团队式护理"的形式开展工作。

（二）非专业服务人员

社区中老年人家属、朋友、志愿者等可提供其他辅助型服务的人力资源。非专业服务人员，由老年人家属承担与老年人直接接触的主要服务，其他成员的服务都仅限于咨询服务、心理安慰和日常陪伴等辅助性工作。

（三）医养护一体化——可持续性发展模式

不论是"积极老龄化""健康老龄化"，还是"零失能社区"，都是过于理想化的，这是我们心中的美好愿望。在实际情况中，总会有由于各种原因而失能的老年人，他们有的因为疾病而卧床不起，有的因为认知障碍需要专业指导及特殊护理。即使不是完全的失能失智，超过85岁的高龄老年人，其身体功能与认知功能也都难免会呈现整体的退化趋势。因此在"居家养老"模式中，努力做好"医养护一体化"的服务就显得格外重要。

与综合医院或者社区卫生服务中心建立紧密的协作关系：对健康的老年人提供健康教育、健康体检和建立健康档案等基本服务；对有慢性疾病、衰弱、失能老年人提供医疗服务、康复指导、健康咨询、上门护理服务等。用信息化网络系统将社区与医院更加紧密地连接到一起，对老年人的健康管理提供持续服务。

　　在硬件环境的改善上，社区可以为老年人提供住宅的适老化改造，可根据老年人自立能力及出行情况，提供诸如轮椅、单双拐、助行器等移动工具和设备的租赁服务，以及为行动不便的老年人提供代叫出租车或进行专车接送等个性化服务。定期通过老年人及老年人家属，针对上述服务的质量、成本、性价比等内容进行评价，并对评价结果进行分析、改善，不断优化社区服务，改良社区环境，使"居家养老"模式在持续的优化改进中形成健康持久的良性循环。

第四章　健康管理

　　健康管理是以现代健康理念为核心，按照疾病"三级预防"的理论、方法和技术，通过维护和促进健康，为老年健康和亚健康的人群建立健康生活方式，降低健康风险，预防疾病发生；对已经患病的老年人，控制疾病，预防并发症；对出现功能衰退和残疾的老年人，加强功能康复，增强生活自理能力，延长健康寿命，提高生活质量。

　　在健康管理中，要定期开展老年人的健康体格检查，开展健康评估，针对健康评估的情况制订个人健康管理计划，并提供相应的后续服务，根据个人情况提供专项健康管理服务以及疾病管理服务等。在日常生活中，要注意观察老年人早期生活能力的下降情况，如出现活动能力下降、口腔功能下降、营养状况下降等情况，需及时采取措施，预防老化，防止进一步发展至半失能、失能的情况发生。

第一节　日常观察

一、观察要点

　　观测老年人的身体状况、其他值得留意的地方以及老年人自述的重点，每天都需要定时检查老年人的脸色、肤色，是否有食欲，并将进餐量以及大小便的次数和质量等数据都记录下来。最好能分项整理，以曲线、图表的形式详细记录，直观效果会更好。老年人有慢性疾病的，还应追加医生所指定的其他日常检查项目。最重要的是做到客观准确，绝不能把自己的想象、乐观或者悲观的推测等记录上去。

二、观察内容

（一）居住环境

居住环境应该安全舒适，才能让老年人的身心都得到很好的休息。因此保证房间内有充足良好的日照非常重要，阳光能照暖房间，也能给老年人带来明朗而愉快的心情。让老年人感到舒适的温度一般在22℃，这比普通人感觉舒适的温度要稍微偏高。同时还应注意室内的湿度，夏天室内湿度过大，会抑制人体散热，使人感到十分闷热、烦躁。冬天室内湿度过大，则会加速热传导，使人觉得阴冷、抑郁。反之，室内湿度过低时，因上呼吸道黏膜的水分大量散失，人会感到口干舌燥、咽喉肿痛、声音嘶哑，甚至出现鼻、咽喉出血等情况。室内相对湿度应该在30%～80%，对于老年人而言，较为理想的室内湿度是60%（图4-1、图4-2）。

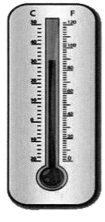

图 4-1　温度计

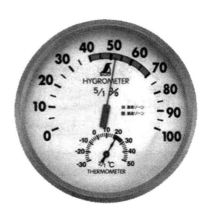

图 4-2　湿度计

（二）动作

人体的行、立、坐、卧是生命中不可或缺的重要动作，能否自由而独立地完成这些动作，直接关乎老年人是否拥有做人的尊严。动作观察包括步行观察、站姿观察和坐姿观察三部分。

1. 步行观察

老年人能够行走的距离、时间和行走的状态（是独立行走、部分支撑，还是全面支撑）；步行过程中，是否出现身体左右摇晃、倾斜、痉挛、哆嗦、麻痹等异常；是否有绊倒、跌倒、滑倒的情况，以及当时的具体状况和发生的次数；腿部和膝盖是否出现弯曲，或者疼痛、麻痹、浮肿等症状。穿着上，鞋子是否有鞋跟，不打滑，并便于穿脱；衣物下摆是否过长；使用的拐杖或者步行辅助器具是否舒适省力。老年人行走的距离和时间是否符合其身体状况等。

2. 站姿观察

老年人是否能够独自站立，独自站立的时间、状态（是否需部分支撑或全面支撑）；站立时，是否出现身体左右摇晃、倾斜、痉挛、哆嗦等异常，是否有绊倒、跌倒、滑倒的情况，以及当时的具体状况和发生的次数；腿部和膝盖是否出现弯曲或者疼痛、麻痹、浮肿等症状；是否需要使用拐杖或者步行辅助器具保持站姿，所依赖的程度如何；使用的拐杖或者步行辅助器具是否舒适省力。与之前相比，老年人站立的时间是否缩短。

3. 坐姿观察

老年人是否能够独立保持坐姿，保持的程度、时间、状态（是否需部分支撑或全面支撑）；保持坐姿时，是否有身体左右摇晃、倾斜、痉挛、哆嗦等异常情况；是否发生过跌倒，双脚掌能否平稳地踩到地板。

4. 注意事项

根据对老年人的步行、站姿、坐姿三个方面在保持动作时的稳定性、难易度、持续时间长短等情况做出的评价，护理人员应该格外注意近期动作明显减弱的老年人，以防止他们因日常生活中的疏忽而意外跌倒。

老年人常常会出现由于身体姿势不良、步行速度放缓、平衡感减弱，导致行走障碍等情况。如果对这些情况不加以重视，则很可能会出现意外跌倒，造成骨折，甚至最终导致老年人卧床不起或者瘫痪等更为严重的后果。因此，护理人员应认真观察老年人的这些日常动作，及时察觉其细微变化，为老年人在排泄、助行、助食、助浴等方面提供切实有效的护理服务。

（三）排泄

排泄是人类每天都要进行的、维持生命体正常运作的自然行为。老年人能否自行完成排泄行为，直接和他们的生活质量、人格尊严感密切相关，因此护理人员应该尽量让老年人独立地完成这个动作。排泄观察主要包括排尿观察和排便观察两部分。

1. 排尿观察内容

排尿次数、尿量、颜色、气味以及通常排尿的时间段等；排尿时是否伴有疼痛，有无便血尿等异常；是否有尿失禁，失禁的次数和量如何，通常是什么时间段；夜间是否起夜排尿？如果有，共几次，通常是什么时间段；对使用尿不湿的老年人，护理人员还要仔细观察是否发生渗漏现象，一般是在哪些部位，为什么会出现这些情况，并积极思考对策。

2. 排便观察内容

排便次数、便量、颜色、形状、气味以及时间段；排便时是否伴有疼痛，或者血便等异常；是否出现大便失禁？如果有，要记录它的次数、便量及失禁发生的时间段；夜间是否起夜排便？如果有，也要记录其次数和发生的时间段；最近排便量是否有变化，是否出现便秘症状；如果老年人使用尿不湿，要观察是否出现排便渗漏的情况，一般出现在哪个部位，并要积极思考对策。

（四）饮食

饮食不仅可以维持生命，也可以刺激老年人的味蕾，带来生活特有的幸福与快乐。护理人员应尽量协助老年人独立进食，感受食物的美味，体验用餐的快乐。老年人进食过程中，要观察老年人是否存在吞咽困难、进食功能逐步下降等情况。如果老年人进食有困难，要借助使用方便的自助餐具等，尽量让老年人自己动手来完成。这样不仅在一定程度上增强老年人的自立意识，而且为老年人提供早期康复训练的机会。

餐后要让老年人喝水，通过水将口中残留的食物咽下。因为老年人睡觉时，如果口中有残留食物，可能会导致误咽。

（五）智力

有无健忘的频率增加，说过就忘记，行为症状明显；原有的功能下降，如自己服药、打电话、管理财务，对身边的事情失去了兴趣等。护理人员要及时组织老年人参加兴趣活动，走出家门，参与社区养老服务中心的各项活动。

居家上门服务日常护理生活记录单

姓名_____ 性别_____ 年龄_____ 诊断_____ 护理内容：_____ 年 月

日期	班次	洗脸	剃须	环境清洁	协助进食	自主进食	轮椅	卧床	自主体位	饮水次数	排尿次数	排便次数	擦浴	洗浴	修剪指甲	理发	足部护理	会阴护理	物品代购	户外活动	签名

注：老人每月 号理发，夏季每周洗浴 次，卧床老人每日擦浴至少 次（根据老人情况而定），足部护理每日 次，会阴护理每日 次（根据老人自身情况而定）。

护理每日 次（卧床老人根据情况而定），修剪指甲每周 次，老人剃须每周 次，会阴。

第二节 老年人的健康和能力评估

为了充分利用有限的居家养老服务资源满足不同能力级别的老年人对养老照护服务的需求，有必要准确地掌握居家老年人的健康和生活自立程度。为老年人提供量身定制的养老服务，需要对老年人日常生活能力和健康状况进行评估，科学划分老年人能力等级，为老年人提供适宜养老服务。

一、老年人居家养老简易能力评估表

（一）医学评估

医学评估主要了解老年人目前所患的疾病、疾病控制的状况以及是否有多重用药等情况。

（二）老年人能力评估

老年人的能力包括日常生活活动能力（ADL）、认知能力、感知觉能力和社会交往能力等。其中以ADL为最重要，ADL评估是以康复医学中常用的巴氏量表（barthel index）为基础。ADL是人类为了进行衣食住行，保持个人卫生整洁，进行独立的社会活动所必需的技能。认知功能评估通过个体的行为和语言表达来反映老年人思维能力和行为状况。感知觉评估是对老年人的视觉和听觉进行评估。

1. 日常生活活动能力（ADL）

该项主要包括进食、穿脱衣服、修饰（洗脸、刷牙、梳头、刮脸）、洗澡、如厕、大小便控制、行走等。

2. 认知能力

该项主要包括记忆力、理解力，有无精神行为异常，有无抑郁状态等。

3. 感知觉能力

该项主要检查意识状态、视力、听力以及交流沟通能力。

4. 社会参与能力

该项主要观察生活能力、工作能力、时间/空间定向、人物定向、社会交往能力等。

老年人居家养老简易能力评估表

评估事项		评估内容	加点	点数
医学评估		病情稳定，能自行服药，无需医护	0	
		有严重糖尿病、高血压，需医护；或多重服药	5	
		病情不稳定，预后趋向差；或服药需要每天管理	10	
		长期卧床，预后趋向差；或需要特殊护理和医疗处理	15	
能力评估	进食	独立完成	0	
		使用餐具，在切碎、搅拌等协助下能完成	5	
		使用餐具有困难，进食需要帮助	10	
		不能自主进食，或伴有吞咽困难，完全需要帮助（如喂食，鼻饲等）	15	
	修饰洗澡	独立（洗脸、刷牙、梳头、剃须等）完成	0	
		修饰能独立完成，洗浴需要协助	5	
		需要完全帮助	10	
	穿脱衣服	独立完成	0	
		需要他人协助，完成部分穿衣	5	
		需要完全帮助	10	
	排泄如厕	排泄正常，如厕不需协助	0	
		偶尔失禁，不需协助能如厕或使用便盆	5	
		经常失禁，在很多提示和协助下尚能如厕或使用便盆	10	
		完全失禁，如厕完全需要协助	15	
	移动	独立完成	0	
		协助较小外力或辅助装置能完成站立、转移、行走、上下楼梯等	5	
		动则气急，协助较大外力才能完成站立、转移、行走、不能上下楼梯	10	
		卧床不起；休息状态下时时有气急喘息，难以站立；移动完全需要帮助	15	

续表

评估事项		评估内容	加点	点数
能力评估	认知	经常忘事，但对生活无影响	0	
		在照护下，能配合完成ADL	5	
		有周边症状，理解力判断力低，不影响环境和他人	10	
		周边症状明显，理解力及判断力低下，影响环境和他人	15	
	视听语言交流	三项均正常	0	
		其中一项能力低下	2	
		其中二项能力低下	4	
		其中三项能力低下	5	
说明：三级照护：14～30点；二级照护31～50点；一级照护：51～75点；特级照护76点以上			合计	

二、卧床瘫痪程度评估

　　为了预防老年人发生卧床不起，需要对老年人早期的卧床情况进行专门的评估。一旦出现有卧床不起的倾向，要及时采取预防措施，防止老年人卧床不起，影响老年人的生活和生存质量。

卧床瘫痪程度评估

生活自立程度	J	有一定困难（某些方面障碍），但日常生活基本自立，能独立外出
		J1：利用公共交通外出
		J2：近郊周边区域可以外出
准卧床	A	室内生活基本自立，但外出时需借助工具或人力
		A1：利用辅助器材外出，但白天生活基本离床
		A2：外出频度低，白天也常常卧床不起
卧床不起	B	室内生活需要借助工具（器械），白天基本卧床，但可以保持坐位
		B1：坐轮椅，但吃饭和上厕所时可离开轮椅
		B2：轮椅需要他人操作
	C	终日卧床，排泄、进食、穿衣均需照顾
		C1：可自行翻身
		C2：不能自行翻身

三、长期照护知识

1. 基本生活照料

基本生活照料包括：头面部清洁和梳理、洗发、指/趾甲护理、手/足部清洁、温水擦浴、沐浴、协助进食/水、口腔清洁、协助更衣、整理床单位、排泄护理、失禁护理、床上使用便器、人工取便术、晨间护理、晚间护理、药物管理、协助翻身叩背排痰、协助床上移动、借助器具移动、安全护理、生活自理能力训练、压疮预防护理、留置尿管护理、人工肛门便袋护理。

2. 常用临床护理

常用临床护理包括：鼻饲、药物喂服、物理降温、生命体征监测、吸氧、灌肠、更换尿袋、造瘘口护理等。

3. 护理安全与管理

根据老年人的病情、活动能力、环境等，做好坠床、跌倒、烫伤、误吸、误食、错服药物、出走、消极等意外的防护；对老年人进行安全教育，叮嘱老年人注意自身安全，提高自我防范意识；指导老年人或其家属根据安全要求，改造居家设施，消除不安全因素。

根据老年人的病情、活动能力如果需要使用保护用具保证其安全时，使用保护用具前应告知家属并征得同意；使用的保护用具松紧度适宜，老年人肢体处于功能位，体位舒适；保护期间定时放松，及时了解、观察老年人的肢体血运状况。

第二篇

各类居家
护理服务

第五章 日常生活照料

日常生活护理是为身体衰弱、疾病或残疾导致生存困难的老年人提供生活援助。按照老年人的不同失能情况，协助失能老年人的喂饭、喂水；排便、排尿，清除排泄物，擦身换衣，开窗通气等；清洁照护，晨晚间清洁、口腔清洁、修饰、剃须、洗脸洗手、翻身预防压疮、整理床铺等；洗澡更衣，预防老年人跌倒、噎食、误吸等意外事件的发生。维护好老年人的自尊，保护好他们的隐私，让老年人保持良好的精神状态。

日常生活护理要用科学的护理方法，如在移动老年人时，需要使用人体力学的原理，护理人员要尽量靠近老年人，二人的整体重力线落在护理人员的支撑面上，以增加稳定度，保持平衡；还可以运用重力原理、杠杆原理、压力与摩擦力关系等，用较小的力量输出，达到移动老年人的效果，减轻护理人员的疲劳，提高工作效率。

第一节　清洁卫生

一、晨晚间护理

（一）晨间照料

1. 定义

早晨为老年人进行清洁照料的操作，满足老年人清洁需要，促进老年人舒适与康复。

2. 目的

使老年人清洁、舒适，预防感冒、压疮的发生，保持居室清洁。

3. 护理的要求

（1）帮助老年人排便、漱口、洗脸、洗手、梳头。

（2）检查皮肤受压情况。

（3）更换衣服和清洁床单。

（4）观察老年人身体情况，酌情开窗通风。

（二）晚间护理

晚间护理是晚间就寝前为老年人所进行的护理。

1. 目的

使老年人居室安静、空气流通，使老年人清洁舒适，易于入睡。

2. 内容

（1）协助老年人漱口、洗脸、洗手、洗背部、洗臀部、用热水泡脚、女性老年人清洗会阴部；对卧床老年人要做好预防压疮的护理。

（2）酌情关闭门窗，放下窗帘，开地灯，关大灯，减少噪声、强光等不良刺激，为老年人创造安静舒适的环境。

（3）为老年人铺床盖被，并经常巡视居室，了解老年人睡眠情况，发现异常及时告知值班人员。

二、面部清洁

1. 目的

去除面部汗渍、污渍，使老年人面部保持清洁舒适，为皮肤提供良好的生理条件。

2. 用品

脸盆、温水、毛巾、棉棒、纱布、护面油等，必要时备石蜡油（图5-1）。

3. 操作步骤

① 把脸盆等用物，携带到老年人的床前。

② 向老年人说明操作内容，以取得合作。

③ 让老年人取坐位或仰卧位。

④ 将40～45℃温水注入脸盆，用手试水温（图5-2），把毛巾充分浸泡在温水中，绕在手掌上，然后挤干。面部擦洗顺序如下：由内眼角（图5-3）→外眼角→额部→鼻翼→面部→耳后→颌部→颈部。

⑤ 擦洗后根据老年人喜好涂护面油。

⑥ 调整老年人体位使其舒适，整理各种用品，结束操作。

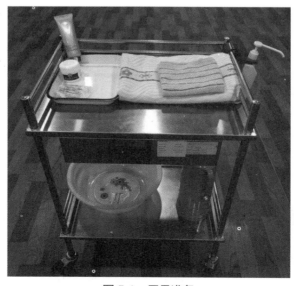

图 5-1   用品准备

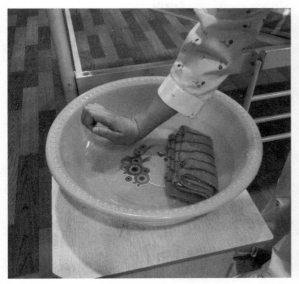

图 5-2 试水温

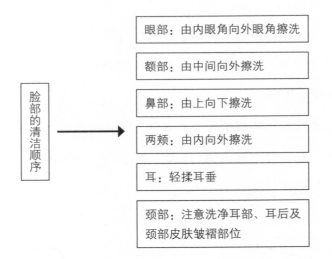

图 5-3 擦内眼角

脸部的清洁顺序 →

眼部：由内眼角向外眼角擦洗

额部：由中间向外擦洗

鼻部：由上向下擦洗

两颊：由内向外擦洗

耳：轻揉耳垂

颈部：注意洗净耳部、耳后及颈部皮肤皱褶部位

4. 质量要求

① 水温适宜，擦洗动作轻柔。

② 颜面部干净，口角、耳后、颈部无污垢，鼻、眼部无分泌物。

③ 眼角、耳道及耳郭等褶皱较多部位重点擦拭。

④ 尊重护理对象的个人习惯，必要时涂抹润肤霜，防止干燥。

三、口腔护理

1. 目的

口腔护理是用于生活不能自理老年人的护理操作，可使老年人口腔保持清洁、湿润，防止口臭，促进食欲，同时观察老年人口腔黏膜的变化，防止细菌的感染和并发症的发生，提高老年人机体抗病能力。

2. 用品

消毒棉棒16～18个、弯盘、换药碗、弯血管钳、压舌板、手巾、手电筒、漱口杯、吸管、棉签、漱口液及各类外用药酌情选用（如石蜡油、1%龙胆紫）。

3. 操作步骤

① 将用品放在床旁桌上，向老年人做好解释工作，以取得合作。

② 协助老年人侧卧或头偏向一侧（面向操作者），颈下围垫干毛巾，弯盘置口角旁（图5-4）。

③ 用生理盐水棉棒擦拭老年人双唇，使其湿润。

④ 用吸水管协助老年人漱口2次，漱口水吐在弯盘内。有义齿者应取下，观察口腔情况（图5-5）。

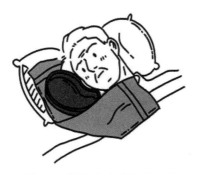

图 5-4　协助老人头偏向一侧

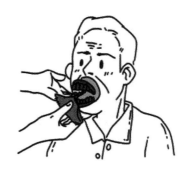

图 5-5　为老人取义齿

⑤ 用生理盐水棉棒擦洗门齿上下外面，让老年人张口擦洗左侧颊部内面及咬合面，老年人闭嘴用另一根棉棒弧形擦洗颊部；同法擦洗另一侧。然后擦洗硬腭部、舌面、舌系带。注意沿齿纵向擦洗，勿触及咽部，以免引起恶心；棉棒不可过湿，避免滴水流入气管引起呛咳。

⑥ 用电筒照射检查口腔是否清洁（如有嵌塞食物，可用镊子、牙签等取出），有无黏膜破溃、有无遗漏（图5-6）。

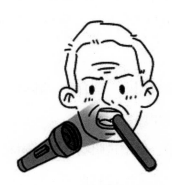

图 5-6 　为老人检查口腔

⑦ 用颈下围垫的毛巾擦净口角水迹，口唇干燥或干裂者可涂石蜡油。

⑧ 清点棉棒数，操作后棉球数应与操作前相符。如有缺少应及时查找，避免遗漏在老年人口中。

⑨ 撤去毛巾，清理用物，整理床单位。

⑩ 整理用品，清洁、消毒后备用。

4. 质量要求

① 评估老年人的生活自理能力，鼓励并协助有自理能力或上肢功能良好的半自理老年人采用漱口、自行刷牙的方法清洁口腔；对不能自理老年人采用棉棒或棉球擦拭法。

② 协助老年人取舒适体位，若有不适马上告知。

③ 指导老年人正确的漱口方法，避免呛咳或者误吸，必要时协助。

④ 遵医嘱选择合适的口腔护理溶液湿润棉球；操作时擦拭手法正确，擦拭用具切忌伤及口腔黏膜及牙龈；对昏迷老年人应当注意棉球干湿度，禁止漱口。对昏迷、不合作、牙关紧闭的老年人，使用开口器、舌钳、压舌板。使用开口器时，应从臼齿处放入。

⑤ 擦拭时应夹紧棉球（或纱布），一次一个，棉球（或纱布）不应过湿，以不能挤出液体为宜，防止引起呛咳。

⑥ 操作前、后必须清点核对棉球（或纱布）数量。

5. 义齿清洁

义齿与真牙一样，也会积聚一些食物、碎屑等，同样需要清洁护理。其刷牙方法与真牙的刷法相同。

使用者白天配戴义齿，以增进咀嚼功能，同时也能保持良好的口腔外观；晚上可将义齿摘下，使牙龈得到保养。将义齿清洗后存放于冷开水杯中，以防丢失或损坏，注意义齿不能存放于热水和乙醇中，防止变形。每餐餐后都应清洗义齿，每天至少清洁舌头和口腔黏膜一次，并按摩牙龈部。

护理员应提醒老人或其家人每隔3～6月去医院检查一次假牙，以便及时发现问题。如假牙的卡环松动、脱落，要及时修复，避免卡环损伤软组织和假牙被误吞入食道。

四、梳头

1. 目的

梳头可使老年人头发通顺、清洁、舒适、增加美观，还可按摩头皮，促进头皮的血液循环，能保持长期卧床老年人的头发干净，使老年人感到清洁、舒适的一种护理操作。

2. 用品

毛巾、梳子、纸袋，必要时备50％酒精。

3. 操作步骤

① 铺毛巾于枕头上，将老年人的头转向一侧。

② 将头发分成两股，左手握紧一股，由发根逐渐梳到发梢。遇有打结时，可将头发绕在食指上慢慢梳，如头发打结严重，可用50％酒精或清水湿润后再慢慢梳理（图5-7和图5-8）。

③ 按同样方法梳理另一侧。

④ 撤下毛巾，将脱发放于纸袋中弃之。

4. 质量要求

① 宜选择圆钝的梳子。不要用篦子篦头，因篦齿太密，头发常因牵扯而脱落。塑料梳子易产生静电反应，最好使用木梳，黄杨木梳最佳。

② 由发根到发梢梳理，动作轻柔；头发稀疏或没有头发的老人，可直接用手指代替梳子梳理。开始时应由前发际缓慢梳向后发际，边梳理边揉擦头皮。

③ 鼓励护理对象每天多梳头，起到改善头部血液循环等作用，梳头也可以采用坐位梳头。一般1日梳理3次，早起后、午休前、临睡前各1次，每次10～30分钟或更长时间，用力适中，以使头皮有热、胀、麻的感觉为好。

④ 梳子必须干净，经常清洗。梳子齿和缝既不能过稀也不能过密。过稀不能将头发理顺，头皮屑也易漏掉；过密则梳理费劲，并易扯断头发。

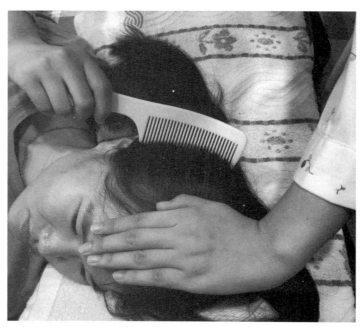

图 5-7　梳上段头发

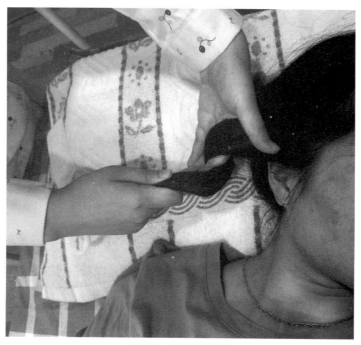

图 5-8　梳打结头发

五、剃须

1. 目的

使老年人容貌整洁、舒适。

2. 用品

治疗盘、脸盆、剃须刀、肥皂液、毛巾、围巾、面霜、75％酒精、餐巾纸。

3. 操作步骤

① 将用物携至老年人床前。

② 向老年人说明操作内容，以取得合作。

③ 老年人取坐位，剃须刀用75％酒精棉球消毒。

④ 脸盆内倒入50～52℃热水，将毛巾放入脸盆内。

⑤ 用围巾围在老年人头颈部，把热毛巾拧干后捂在老年人的胡须上1～2分钟，然后涂上肥皂液。

⑥ 在剃须时，热毛巾随着剃须刀刀面的移动而逐渐移动，从鬓角处自上而下，然后沿嘴唇、下巴逐步剃干净，剃须时注意用力不要过度，以免刮伤皮肤。

⑦ 刮净脸后，用热毛巾擦净脸部，涂上面霜。

⑧ 整理用物，归还原处。

4. 质量要求

① 保持颜面部无长须；

② 剃须用具保持清洁；

③ 涂剃须膏或用温热毛巾敷脸，软化胡须；

④ 如老年人欲咳嗽时，应停止操作，动作轻柔，防止刮伤皮肤；

⑤ 剃完后用温水擦拭干净，适当涂抹润肤霜；

⑥ 定期消毒、更换剃须刀片，避免细菌滋生。

六、洗发

1. 目的

为长期卧床老年人洗发，除去头皮污秽和头屑，增加头皮血液循环，使老年人清洁、舒适、整齐。

2. 用品

小毛巾、小橡皮单、浴巾1条、脸盆、水杯、别针、纱布或眼罩、棉球2只、纸袋、洗发液、梳子、水桶、水壶内盛40～45℃热水、电吹风（图5-9）。

3. 操作步骤

① 将用物备齐带至老年人床旁，向老年人作好解释，以取得合作。

② 根据季节关门窗，室温以24℃左右为宜。

③ 移开床旁桌椅，并根据需要协助排便。

④ 协助老年人屈膝仰卧，膝下垫枕，头靠近床边。

⑤ 将枕头置于肩下并在枕头上放小橡皮单和浴巾，在头下放脸盆及扣杯，使老年人头部枕于脸盆及扣杯上（图5-10）。

⑥ 解开衣领，颈部围毛巾，用别针固定。

⑦ 两耳用棉球塞住，双眼用纱布遮盖。

⑧ 护理人员尽可能靠近老年人站立，一腿在前，两臂放松，试水温（图5-11和图5-12）松开头发，用温水冲湿头发后涂洗发液，用双手按顺

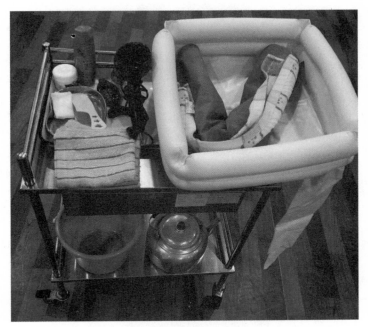

图 5-9　用品准备

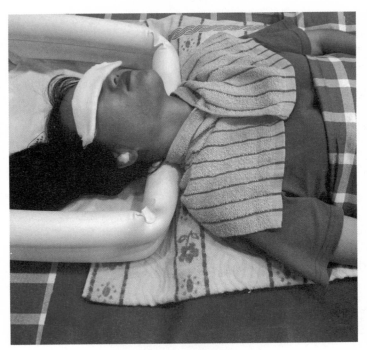

图 5-10　老人准备

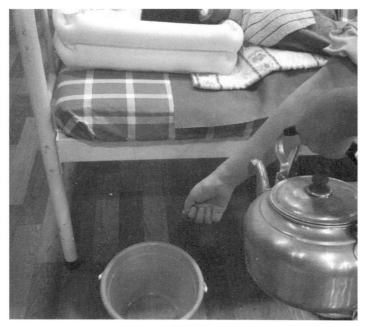

图 5-11　护理员试水温

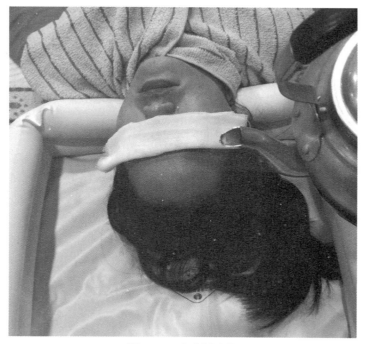

图 5-12　老人试水温

序轻轻揉搓，洗净头发及枕后部，然后用清水冲洗干净。

⑨ 撤去脸盆及扣杯，将枕头连同小橡皮单、大毛巾一起移至老年人头下，帮助老年人躺好。

⑩ 撤去颈部毛巾，取出耳内棉球。用洗脸毛巾擦干面、颈部、耳部，用枕上的大毛巾擦干头发，并用电吹风机吹干头发并梳理好。

⑪ 协助老年人取舒适卧位。

⑫ 整理用物。

4. 质量要求

① 控制水温40～45℃，操作者前臂内侧试温后，用手捧少许热水使护理对象头部湿润，洗发时防止水流入眼睛及耳朵。

② 使用洗发液（膏），由发际向头顶部用指腹揉搓头皮及头发，力量适中，避免抓伤头皮。

③ 注意观察护理对象面色、脉搏、呼吸，操作中适时询问护理对象，有异常时停止操作。

④ 洗净后吹干头发，防止受凉。吹风机最好与头发保持10厘米左右的距离，以免损伤头发。

⑤ 衰弱护理对象不宜洗发。

七、指/趾甲护理

1. 目的

修剪指（趾）甲，可使指（趾）甲长短适度，防止老年人指（趾）甲变形或因嵌甲而引起甲沟发炎等。

2. 用品

指甲剪、小锉刀、橡皮单、布中单、脸盆、毛巾、润肤油、温水或淡食醋、淡肥皂水。

3. 操作步骤

① 将用物备齐来到老年人身边，征得老年人同意，帮助老年人露出手臂，脱去鞋袜露出脚趾，浸泡40～45℃温水15～20分钟后擦干。

② 手握住手指或脚趾，另一手持指甲剪逐个修剪指（趾）甲成弧形、剪毕后再用锉刀轻磨使之平滑光亮。以此方法修剪另一侧。

③ 涂抹润肤油在老年人手部及足部。

④ 若老年人有灰指甲或有厚茧，将橡皮单、布中单垫至老年人手或足下，协助老年人用肥皂液或淡食醋温水泡10～20分钟后擦干再修剪。

⑤ 收集剪下的指（趾）甲，包于纸内。

⑥ 整理用物，操作结束。

4. 质量要求

① 根据护理对象的病情、生活自理能力以及个人生活习惯等，适时进行护理，保持无长指（趾）甲。

② 选择合适的指甲刀；动作轻柔，防止皮肤破损。

③ 修剪过程中，应注意指/趾甲的长度，切不可过短，过短容易造成嵌甲。同时，避免损伤甲床及周围皮肤。修剪后指（趾）甲边缘用锉刀轻磨。

④ 如有灰指甲等，需要具备一定专业的人员进行处理。

⑤ 如趾甲长到肉里，应尽量剪掉。

⑥ 不要把趾甲剪得太短，尤其是甲沟两边，要修磨得光滑。趾甲游

离缘要修成方形，而不应该是圆形或尖形，防止趾甲长进肉里造成嵌甲。

⑦ 修理趾甲时，注意观察老人有无鸡眼和胼胝。如有，可用油膏软化，并请医生治疗。

⑧ 对糖尿病患者，剪脚趾甲时要特别小心，因为他们特别容易受伤及发生感染，而且伤口不易愈合。

八、手、足部清洁

（一）洗手

1. 目的

洗手可去除手中汗渍、细菌、污渍，使老年人手部保持清洁干燥。

2. 用品

脸盆、温水、毛巾、肥皂、纱布、护面油，必要时备石蜡油、滑石粉。

3. 操作步骤

① 将脸盆等用物携至老年人床前。

② 向老年人说明操作内容，以取得合作。

③ 老年人取坐位或仰卧位。

④ 将40℃温水注入脸盆，毛巾浸泡水中。

⑤ 取侧卧位，从上侧的手开始，把老年人的手泡在热水里，擦洗时由指尖、指缝向手腕部进行，手痉挛者热敷后再擦；洗手时可用少许肥皂轻轻擦洗，再换热水清洗后用毛巾擦干。

4. 质量要求

① 如老年人手有痉挛握拳时，先把手在水里充分温热之后，再一个一

个地打开手指，用热毛巾认真地擦洗指缝，再换热水清洗后用毛巾擦干。

② 如老年人手痉挛握拳在一起，手心容易积汗液或污垢引起糜烂。应手掌握卷起的小毛巾（纱布），预防糜烂和手癣。

（二）洗足

1. 目的

因足部离心脏远，在整个身体中它是血液循环最远的部位，通过热水浸泡，以改善足部的血液循环，使全身保持温暖。睡前泡足可以松弛身体，使老年人容易入睡。

2. 用品

温水、脸盆、毛巾、肥皂、纱布、润肤油、热水瓶等，必要时备癣药（图5-13）。

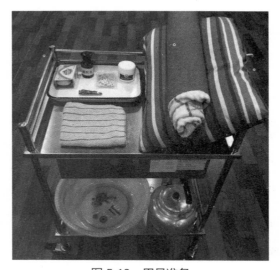

图 5-13　用品准备

3. 操作步骤

① 把脸盆等用品携带到老年人床前。

② 向老年人说明操作内容，以取得合作。

③ 老年人取坐位或仰卧位，裤脚拉至膝盖。

④ 将温水注入脸盆，用手测试水温合适，毛巾浸泡水中，把老年人的双足轻轻放入水中，时间10～15分钟，再给老年人洗足（图5-14、图5-15）。

⑤ 擦洗时由足尖向膝盖进行，用涂上肥皂的毛巾认真擦洗脚踝、足背、足趾、趾缝、足底（图5-16），洗后用干毛巾仔细擦干。剪趾甲（图5-17），如有足癣可擦癣药。

⑥ 卧床老年人可坐起时，扶老年人起床坐在床边洗足，在膝下使用垫子使双腿固定；卧床老年人不能坐起时，取仰卧位，用毛毯或枕头垫在膝下，把双腿固定，把脚浸泡在40℃的热水里。擦洗时，把毛巾的一部分卷在一手指上擦洗脚趾，剩下的部分泡在水里，使盆里的水不溅出来。

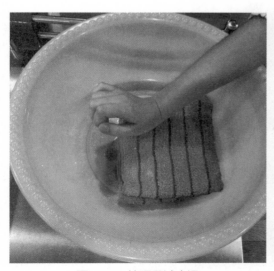

图 5-14　护理员试水温

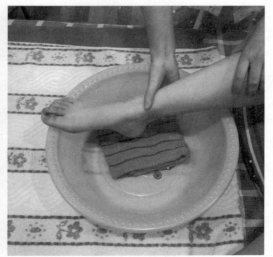

图 5-15　老人试水温

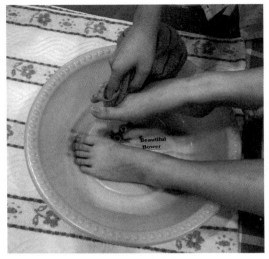
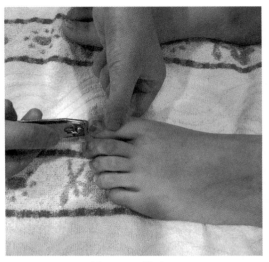

图 5-16　洗趾缝　　　　　　　　　　　图 5-17　剪趾甲

4. 质量要求

① 洗手、洗脚用具应分开专用，即时清洗。

② 将手、脚放入调节好水温39～40℃的脸盆或水桶中充分浸泡。

③ 用适量肥皂或洗手液等细致擦洗，去除手脚部污垢和死皮，动作轻柔。

④ 注意指/趾缝的清洗。

⑤ 尊重护理对象的个人习惯，必要时涂抹润肤霜，防止干燥。

⑥ 热水泡足时，如觉水温低可添加热水。添加热水时，要将老年人双足移出脚盆，再加热水。用手测试水温合适后，才将老年人双足移入脚盆。

（三）热水泡足

1. 目的

因足部离心脏远，在整个身体中它是血液循环最远的部位，通过热水浸泡，以改善足部的血液循环，使全身保持温暖，睡前泡足可以松弛身体，使老年人容易入睡。

2. 用品

温水、脸盆、毛巾、肥皂、纱布、润肤油、热水瓶等，必要时备癣药。

3. 操作步骤

① 把脸盆等用品携带到老年人床前。

② 向老年人说明操作内容，以取得合作。

③ 老年人取坐位或仰卧位，裤脚拉至膝盖。

④ 将温水注入脸盆，用手测试水温合适，毛巾浸泡水中，把老年人的双足轻轻放入水中时间10～15分钟，再给老年人洗足。

⑤ 擦洗时由足尖向膝盖进行，用涂上肥皂的毛巾认真擦洗脚踝、足背、足趾、趾缝、足底，洗后用干毛巾仔细擦干，如有足癣可擦癣药。

⑥ 卧床老年人可坐起时，扶老年人起床坐在床边洗足，在膝下使用垫子使双腿固定；卧床老年人不能坐起时，取仰卧位，用毛毯或枕头垫在膝下，把双腿固定把脚浸泡在40℃的热水里，擦洗时，把毛巾的一部分卷在一手指上擦洗脚趾，剩下的部分泡在水里，使盆里的水不溅出来。

4. 质量要求

① 热水泡足时，如觉水温低可添加热水，添加热水时，要将老年人双足移出脚盆，再加热水，用手测试水温合适后，才将老年人双足移入脚盆。

② 如老年人足部皮肤干燥皲裂，洗足后可涂润肤油。

③ 给老年人热水泡足时，水温一般控制在39～40℃。因足部温度比其他部位低，不要突然放到较热的水中，预防烫伤。

九、会阴清洁

1. 目的

清洁会阴部，预防感染。

2. 用品

橡胶单、治疗巾、毛巾、手套、护理液、水温计、便盆、冲洗壶（盛水40～42℃）、盆（盛水50～52℃）。

3. 操作步骤

① 检查会阴部情况、有无大小便失禁及留置尿管。

② 向老年人说明操作内容，以取得合作。

③ 环境：室温24℃以上，保护老年人隐私。

④ 臀部铺橡胶单、治疗巾，适度暴露会阴部，戴手套，放置便盆。

⑤ 边冲洗边用毛巾擦洗会阴部，用毛巾擦干会阴部。

⑥ 撤去橡胶单、治疗巾，脱去手套，为老年人穿好衣服。

4. 质量要求

① 操作时水的温度要适宜，避免烫伤。

② 女性应从前向后，由耻骨向肛门擦拭阴部（图5-18）。

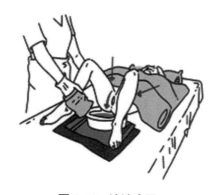

图 5-18　清洗会阴

③ 注意保暖，保护隐私。

④ 操作时动作要轻柔。

第二节　饮食照料

老年人的消化吸收功能，随着年龄的增长也会逐渐减退，会给老年人进餐带来一些困难。患有慢性病的老年人还需要服用药物，进行治疗。所以，老年人在饮食和服药上需要给予必要的护理。

一、餐前准备

① 保持进餐环境的整洁、空气新鲜无异味、安静无噪声。

② 清洗老年人双手，使老年人在思想上有进餐的准备。

③ 根据老年人身体情况，为老年人取合适的坐位或半坐位。老年人自己进餐时，为其准备床前桌（图5-19）。

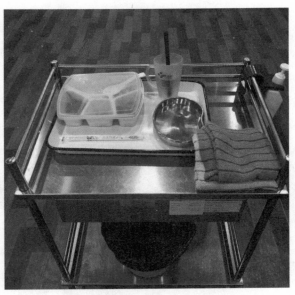

图 5-19　用品准备

二、护理步骤

① 饭菜端至老年人面前时，对菜肴稍作介绍，以刺激老年人的食欲，增加饮食量。

② 进餐时，提示老年人注意进食安全，要细嚼慢咽，经常观察老年人进食情况，并听取老年人的意见，与食堂及时取得联系，以改善饭菜质量，满足老年人的需要。

③ 对卧床或不能自行进食的老年人应采取喂食法。卧床老年人要把床头摇高至30°以上，喂食时将老年人的头转向一侧，颈下铺毛巾，喂食速度适中，温度要适宜，防止烫伤；对进流质的老年人，可用吸管吸入；对能吞咽但易呛咳的老年人，将他的头稍抬高，谨慎缓慢地喂入（图5-20）。

④ 餐后清洁桌面、环境、食具。

⑤ 协助老年人漱口或作口腔护理（图5-21）。

⑥ 整理床单位，必要时作记录。

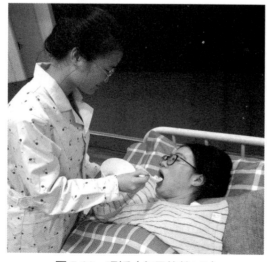

图 5-20　喂饭（勺子的前1/3）

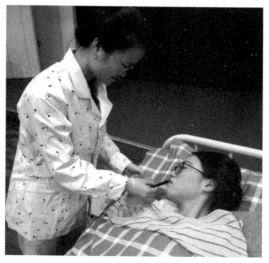

图 5-21　饭后漱口

三、质量要求

① 用餐前应安排老年人漱口和擦手，护理者也须洗手。

② 对有咀嚼和吞咽功能障碍的老年人，要将食物切碎、搅拌并提供合适的食物；

③ 用餐时关注和纠正老年人的进食姿势，如坐位时身体稍微前倾，卧位时宜抬高床头30°，斜侧卧位或头偏向一侧。

④ 保持正确的喂食姿势，并注意喂食时的速度、总进食量及食物的温度。

⑤ 协助进食/水时，护理者应位于护理对象侧面，从下方将食物/水送入口中。

⑥ 每次进食前应先协助老年人进汤或水。

⑦ 协助进食时，让护理对象有充分时间咀嚼吞服，防止呛咳或噎食。

⑧ 进食完毕后，给予护理对象漱口并维持原卧位20～30分钟。

第三节 协助更衣

一、目的

帮助生活不能自理老年人穿衣服，满足他们起床的需要。

二、用品

按照季节选择老年人合适的着装，冷暖适宜，使老年人整洁舒适。

三、操作步骤

（1）按外衣在下、内衣在上的顺序摆放。

（2）向老年人说明操作内容，征得老年人同意，并观察老年人全身情况。

（3）移开床旁桌椅，松开床尾盖被。

（4）脱衣

① 开襟衣服。先脱靠近护理人员一侧或老年人健侧，再脱远于护理人员一侧或患侧（图5-22～图5-24）。

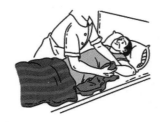 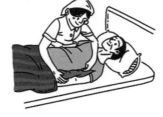 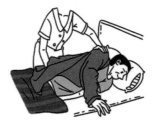

图 5-22　脱一侧衣袖　　　图 5-23　将脏衣服塞至背后　　　图 5-24　脱另一侧的衣服

② 套头衣服。先脱靠近护理人员一侧或老年人健侧，再脱下另一侧衣袖，再将衣服脱离颈部（图5-25、图5-26）。

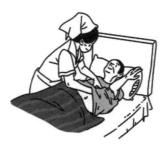 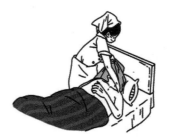

图 5-25　将套头上衣拉至胸前　　　　图 5-26　将套头上衣脱出

（5）穿上衣

① 开襟衣服。向一侧翻身，衣领及衣摆合在一起，双手交叉在胸

前，呈一字型放入老年人腰际处，将老年人翻身呈仰卧位。先穿远于护理人员一侧或老年人患侧（图5-27～图5-29）。

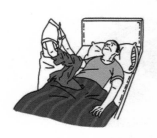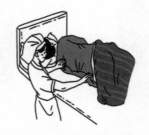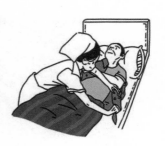

图 5-27　穿一侧衣袖　　图 5-28　翻身将衣服塞至背后　　图 5-29　穿另一侧衣袖

② 套头衣服。两手同时穿上或先穿患侧，后穿健侧，再套上颈部衣服，拉平衣服；或护理人员手穿入衣袖口拉老年人手（图5-30、图5-31）。

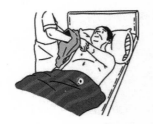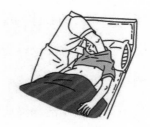

图 5-30　将套头上衣套入老人手臂　　　　图 5-31　托起老人头部将衣服套入

（6）脱裤　松腰带，抬高臀部，双侧裤同时向下拉（图5-32、图5-33）。

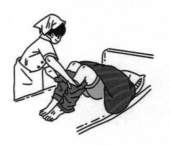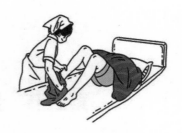

图 5-32　双侧裤腿同时往下拉　　　　图 5-33　将裤子脱下

（7）穿裤　先穿远于护理人员一侧或老年人患侧之裤管，后穿近于护理人员一侧或健侧裤管。拉住裤腰提至老年人近臀部，抬高老年人臀部，拉上裤子，系好腰带或拉上拉链（图5-34、图5-35）。

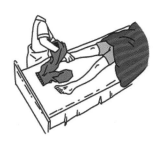

图 5-34　将裤子穿于一侧腿内

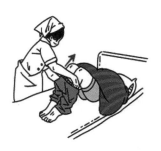

图 5-35　将两只裤腿同时拉上

（8）整理用物。

四、质量要求

（1）了解老年人的肢体功能，注意穿脱衣的顺序。

脱衣顺序：无肢体活动障碍时，先近侧，后远侧；一侧肢体活动障碍时，先健侧，后患侧。

穿衣顺序：无肢体活动障碍时，先远侧，后近侧；一侧肢体活动障碍时，先患侧，后健侧。

（2）保持肢体在功能位范围内活动，防止牵拉受损，防跌倒、坠地。

（3）根据老年人意愿及时更换衣物，必要时随时更换。

（4）保护老年人隐私。

第四节　床上使用便器

一、目的

协助生活不能自理老年人进行床上排便。

二、物品

准备便盆一只，草纸，一次性手套，40℃温水一盆，毛巾一块（图5-36）。

三、操作步骤

（1）向老年人解释以取得合作，用屏风遮挡老年人。

（2）携便盆至老年人床边，冬天可以用温水加热便盆，帮助老年人脱裤。

（3）护理者一手托住老年人腰部，同时让老年人屈曲双膝，抬高臀部，一手将便器轻轻送入臀下，将会阴部遮挡，扁平端向着头部，盖好被子。

（4）不能抬高臀部的老年人，可先帮助侧卧，放置便盆后，护理者一手扶住便盆，另一手帮助老年人恢复平卧位（图5-37）。

（5）护理者站立在屏风外，等待呼唤。

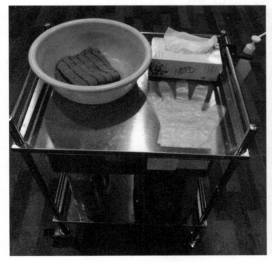

图 5-36　用品准备

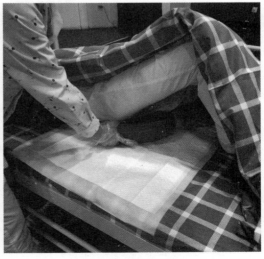

图 5-37　放置便盆

（6）排便完毕，帮助老年人擦净肛门及周围，盖上并取走便盆，撤去屏风，开窗换气。

（7）用温水擦净肛门周围皮肤。

四、质量要求

（1）根据老年人的生活自理能力及活动情况，帮助或协助其使用便器，满足其要求。

（2）准备并检查便器，便器表面无破损裂痕等。注意保暖，保护老年人隐私。

（3）排便时采取合适体位，置入便器时动作要轻柔，避免硬塞硬拽。

（4）便器使用后即时倾倒，定期消毒。

（5）便后观察排泄物性状及尾骶部位的皮肤。

（6）保持床单位清洁、干燥。

第五节　沐浴照料

一、温水擦浴

1. 目的
使卧床老年人清洁、舒适，促进皮肤排泄及血液循环。

2. 用品
浴巾1条、脸盆2只、毛巾2块、水桶2只，温水（50℃）、清洁衣裤1套、爽身粉、水杯，必要时备肥皂。

3. 操作步骤

① 携用品至老年人床旁，水杯内倒开水备用，向老年人作好解释以取得合作。

② 关闭门窗，调节室温在22～25℃。

③ 根据老年人需要给予便器。

④ 脸盆内放2/3深的50℃左右的热水，放在床旁椅子上。老年人颌下铺浴巾，毛巾浸湿后依次为其洗脸、颈部及耳后，污垢多的老年人可酌情用浴皂或沐浴露。

⑤ 协助老年人脱去上衣（先脱健侧，后脱患侧），露出近侧肢体，将浴巾半铺半垫于肩臂下。用湿毛巾擦洗，注意擦洗腋窝处，再用浴巾擦干。

⑥ 用同法擦洗另一侧上肢。

⑦ 更换热水，用浴巾遮盖胸腹部，擦洗胸腹部。协助老年人翻身，将浴巾半铺半盖于老年人背后、臀部，用毛巾擦洗颈后、背部及臀部。在骨突出部位注意按摩。

擦洗方法：先用湿毛巾擦洗两遍，拧干毛巾后再擦洗一遍，最后大毛巾边按摩边擦干。

⑧ 铺浴巾，在受压部位涂爽身粉。

⑨ 穿上清洁内衣（先穿患侧，再穿健侧）。

⑩ 脱下裤子，擦洗会阴（老年人能动者自己擦）。

⑪ 露出一侧下肢，将浴巾半铺半盖于腿下，自大腿根部擦洗至踝部（注意上、下、前、后各个面均要擦至），用浴巾擦干。另一侧下肢同法擦洗。

⑫ 更换清洁衣裤。

⑬ 协助老年人屈膝，将浴巾垫在脚下，放上浴盆，泡脚并清洗擦干。

⑭ 根据需要修剪指（趾）甲。

⑮ 护理人员洗手，协助老年人饮水。

4. 质量要求

① 根据老年人的身体、精神状况进行擦洗，不可勉强，尽量较少暴露，注意保暖和保护隐私。

② 注意水温、室温，操作时注意老年人保暖，注意保护伤口和各种管路，防止受凉。

③ 根据护理对象耐受性及季节调温，擦浴的方法和顺序正确，擦洗用力均匀、轻柔、敏捷，不使老年人过累。

④ 擦洗所用肥皂应避免选用刺激性强的肥皂，换水次数根据老年人皮肤清洁度来定。

⑤ 擦洗过程中要严密观察老年人的全身情况及皮肤情况。如身体不适应立即停止操作，如发现皮肤有发红等情况，应及时告知家属。

⑥ 擦浴过程中，适时换水，毛巾、脸盆等用具应分开专用，即时清洗。

二、沐浴

1. 目的

使老年人的身体清洁、卫生，促进皮肤排泄及血液循环。

2. 用品

浴皂、脸盆、2条毛巾、大毛巾、清洁衣裤、拖鞋等。

3. 操作步骤

① 调节室温以22～26℃为宜，向老年人交代水温调节方法，必要时

帮助老年人进行水温调节至42±2℃，以老年人耐受性和季节调温，教会老年人使用信号铃。

② 告诉老年人浴室内不应锁门，以便有意外发生时护理人员能及时入内。

③ 做好安全保护，防止老年人烫伤、滑跌，使之不受寒冷。

④ 注意洗澡时间，若时间过长，则要进行询问，以防发生不测。

⑤ 关照老年人勿用湿手接触电源开关，防止触电。

⑥ 酌情协助老年人洗澡，浴室外挂牌以示老年人正在沐浴。

4. 质量要求

① 评估护理对象一般情况，选择合适的沐浴方式（淋浴或盆浴），当身体不适或衰弱时不宜沐浴。

② 沐浴前有安全提示：避免空腹或饱餐时沐浴，忌突然蹲下或站立；沐浴时间应适度。

③ 室温控制在（24±2）℃，注意浴室内的通风，防止对流风。

④ 沐浴前先调节水温，水温一般控制在40～45℃，可根据护理对象耐受性及季节因素合理调温，调节顺序为先开冷水，再开热水，沐浴过程中注意水温变化，如需再次调节水温应离开老年人身体。

⑤ 沐浴时取舒适、稳固的座位，肢体处于功能位，擦洗顺序为先面部后躯体。沐浴过程中，注意观察护理对象身体情况，发现异常及时处理，应防止烫伤、跌倒、着凉等不良事件的发生。

⑥ 沐浴后身上无异味、无污垢，皮肤清洁；浴后适当饮水。

5. 注意事项

① 沐浴时，如果老人发生头晕、恶心、呼吸困难等症状，要立即结

束洗浴，但不要让老人的身体骤然受冷，先用浴巾裹住其身体休息一会儿，等平静下来后，再把老人送回房间，测量一下脉搏、体温、血压等。

② 如果老人晕倒在浴盆里，不要慌张，也不要随意搬动，先拔掉排水栓，将浴盆里的水排出，同时向医护人员或家庭成员求助。

③ 泡浴的时间，掌握在10分钟左右，如果浸泡过久，容易导致疲倦。如果老人自己不能从浴盆里出来，护理员要予以协助。

第六节　移动照料

一、协助床上移动

1. 目的
协助不能自行移动的老年人床上移动，保持老年人的舒适。

2. 操作步骤
① 老年人自行移动　将枕头立于床头，避免老年人移动时头部碰到，引发意外。叮嘱老年人手握床档，双腿屈曲，身体向上，两脚用力蹬床，移向床头；或叮嘱老年人两手撑床，双腿屈曲，身体向上，两脚用力蹬床，移向床头。

② 单人协助老年人移动　将枕头立于床头，老年人两手抓紧床头，两腿屈曲，身体向上，两脚蹬床，护士一手托起老年人肩部，一手托住臀部，两人同时用力，移向床头。

③ 两人徒手协助老年人移动　将枕头立于床头，两名护士站于老年人两侧，同时托住老年人颈肩部及臀部，同时用力将老年人移向床头；或

将枕头立于床头，两名护士站于老年人同侧，双手分别放于颈肩部及腰部，臀部及腘窝，同时用力将老年人移向床头。

④ 两人使用浴巾协助老年人移动　老年人身下铺浴巾，两人分别站在床的两侧，同时抬起浴巾的近老年人处，移动老年人。

3. 质量要求

① 根据老年人病情、肢体活动能力等，协助其在床上适度移动。

② 在移动的过程中，妥善处理各种管路。

③ 做好安全保护措施，避免拖、拉、拽，保护局部皮肤。

二、借助器具移动

将不能行走的老年人由原位置移动至另一位置，称运送。用品准备如图5-38所示。

1. 由床上搬至轮椅上（操作步骤）

① 向老年人说明轮椅搬运的目的，以取得配合。

② 给老年人穿好衣服，防止受凉，检查轮椅是否安全可用。

③ 将轮椅移至床边，使轮椅与床尾呈45°角，或与床尾平行放置，并收起脚踏板，刹住轮闸，固定轮椅。

④ 将盖被扇形折叠至床尾。

⑤ 将老年人置于卧位，朝下床侧的床缘侧卧，护理人员站在床侧旁，面向床尾，近床侧的脚放置在前，另一脚放置在后。

⑥ 护理人员近床侧的手伸入老年人颈肩下，另一手伸入老年人膝盖或小腿下，护理人员转身将老年人扶起，再使老年人的双脚垂下，靠床缘边坐起，护理人员帮其穿上鞋子。

⑦ 护理人员面对老年人站立，双脚分开，请老年人将双手放于护理人员肩膀上，护理人员则环抱老年人的腰部，双膝盖抵住老年人双膝盖，使老年人稳站于地（图5-39）。

⑧ 护理人员支撑老年人转身，再坐在轮椅上，放下脚踏板。

⑨ 整理床单元。

⑩ 推至外出。上坡时护理人员腰稍弯，用力稳推轮椅向前；下坡时，护理人员身体稍向后仰，拉住轮椅扶手，慢慢向下，或护理人员以倒走的方式使轮椅跟着护理人员慢慢向下（图5-40和图5-41）。

2. 由轮椅返回床上（操作步骤）

① 将轮椅推至老年人床旁，使轮椅与床尾呈45°角，或与床平行放置，收起固定脚踏板。

② 鼓励老年人站立时尽量用较有力的脚帮忙支撑其体重。

③ 护理人员面向老年人，双膝抵住老年人双膝盖，或分开双脚，左膝抵住老年人右膝盖。

④ 请老年人将双手放于护理人员肩膀上，护理人员双手臂夹住老年人腰部或老年人腰带，协助老年人稳站于地。

⑤ 确定老年人较有力的腿稳定站立，并使老年人的腿部后面顶住床。

⑥ 护理人员以屈曲的膝盖，慢慢地使老年人身体放低，直到老年人舒适、平稳地坐于床缘。

⑦ 协助老年人脱下鞋子和衣服，并使老年人采取舒适卧位。

⑧ 为老年人盖好被子，放回轮椅。

三、协助老年人移至床边

① 老年人双手交叉置于腹部，双腿交叉。

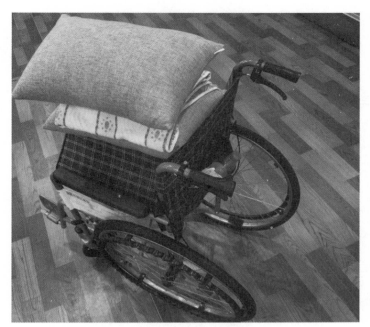

图 5-38　用品准备

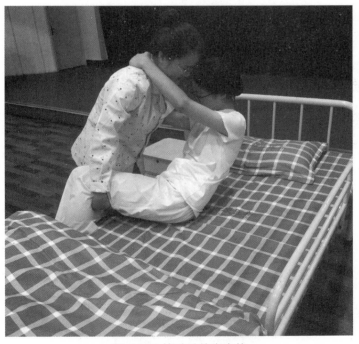

图 5-39　协助卧位变坐位

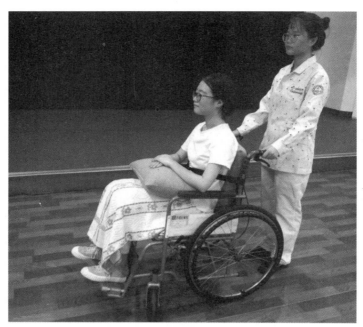

图 5-40　轮椅的正确坐姿

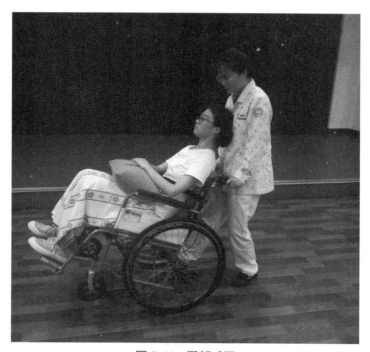

图 5-41　臀部减压

②将枕头置于老年人肩下与上背部。

③护理人员两手握住枕头两侧，用枕头将老年人挪向床边。

④护理人员双手抱住老年人腰部，将老年人往床边挪。

⑤以双手挪动老年人双脚后将枕头置于老年人头下。

⑥整理床单位。

四、协助老年人移至床头

①向老年人解释，以取得合作，并将床头稍放低。

②将枕头移至床头横立，以免撞伤。

③一人操作时，叮嘱老年人仰卧屈膝，双手抓住床头栏杆，双脚蹬床面，护理人员用手稳住老年人双脚，同时在臀部提供助力，使老年人向上移。

④两人操作时，分立于老年人左右两侧，两脚前后分开。协助老年人弯曲膝盖，两护理人员双手各置于老年人颈下及臀部，并使对方的手互相握紧，一起用力，将老年人移向床头。

⑤放回枕头，整理床单元。

五、帮助老年人下床走路

1. 目的
用手杖协助老年人行走。

2. 操作步骤

（1）向老年人说明使用手杖行走的要求，得到老年人理解配合。

（2）检查手杖。在使用手杖前，先教会老年人检查手杖是否完好，内容包括把手有无松动，手杖与地面接触的橡胶垫是否完好，调节高度的按钮是否锁紧等。

（3）保护行走

① 护理人员指导老年人使用手杖时，手握住把手，手杖放在脚的前外侧，目视前方，保持身体直立行走。

② 看护老年人自己行走，与其保持适当的距离，在必要时给予帮助。

③ 老年人无偏瘫时，护理人员应站在路侧陪同行走；老年人偏瘫时，护理人员应站在偏瘫肢体侧陪同行走。行走时，护理人员可以拉住老年人的腰带或特制的保护腰带，防止老年人跌倒。

④ 在行走过程中，护理人员要观察有无妨碍行走的障碍物，及时清理。观察老年人有无出汗、呼吸急促、心慌等异常情况，询问老年人的感受，如果老年人感到疲劳，应立刻休息。

（4）反馈。行走结束，护理人员向老年人了解使用手杖行走的感受、使用中存在的问题，以便解决问题，给予指导。

3. 质量要求

① 根据老年人护理等级的需求，提供借助器具的坐立、行走、上下楼梯的服务。

② 评估老年人肢体活动能力，告知家属提供适宜的手杖、助行器、轮椅、平车或其他辅助器具。

③ 护理人员应掌握助行器、轮椅及其他辅助器具的正确使用方法。

④ 告知借助器具移动的质量要求，取得老年人的理解和配合。

⑤ 助行过程中，注意观察老年人器具使用适应情况，发现异常情况及时处理。

⑥ 助行过程中，注意保护老年人安全。

⑦ 助行器具性能保持良好，如轮椅刹闸稳固，有安全保护带。

第七节 认知症照护

认知症是一种以认知功能缺损为核心症状的获得性智能损害综合征，其智能损害的程度足以干扰生活和社会功能。认知症不但会降低患者自身的生活质量，而且也会为家庭带来沉重的照护压力，对独生子女家庭来说，更是不堪重负。我国是认知症患者人数最多的国家，加强我国认知症的研究，寻找解决认知症的照护问题，提升认知症的服务水平，对提高认知症老年人的生活质量，促进其家庭与社会的和谐都具有非常重要的意义。

一、表现

认知症好发于中老年，是一种缓慢但持续逐渐恶化的大脑病变，造成记忆力及其他大脑认知功能减退。由于后天的脑部损伤而导致正常的智能出现持续性降低，最终影响日常生活和社会生活。认知症包括感知障碍、记忆障碍和思维障碍等症状。

二、分期

按照认知症发展过程大致可分为三期。

1. 早期症状

早期主要表现为活动减少、易疲劳、眩晕、心悸、食欲减退、兴趣及主动性下降、情感淡漠或抑郁，以及轻度健忘。此时表现不易辨别，常被认为神经症或正常老化。

2. 中期症状

中期出现典型的认知障碍症状，包括定向力障碍，尤以时间定向障最为多见。随病情发展，地点人物定向也减退，出现记忆力障碍、智能障碍、精神症状。此期大多伴有幻觉或妄想，以幻视、幻听和被窃妄想最为多见，情绪改变亦较常见。

3. 晚期症状

晚期出现全面智能障碍，卧床、无自主运动，对语言的理解和运用能力完全丧失，情感淡漠，生活完全不能自理，常伴大小便失禁，最终因并发症导致死亡。

三、治疗

1. 药物治疗

药物治疗旨在改善认知缺损和促进认知功能，但疗效不肯定。目前认知症的用药主要是针对精神行为症状的，治疗目的也是改善认知症的精神行为症状。

2. 非药物治疗

非药物治疗主要有：心理或社会行为治疗，智能或思维训练、音乐、专业照料，最大程度地保留老年人的认知功能水平，并减少家属和护理人员的负担。

四、居家照护

1. 照护目标

居家和社区照护的认知症老年人极大多数人是轻中度的。记忆力下降和逐渐丧失生活能力给他们带来了不安和失落，这是常人所无法想象和体验的，老年人常常感受被人责骂的失落感，自己不能处理日常事务的挫败感。认知症虽然无法根治，但通过专业的照护可以延缓老人症状恶化的速度。因此，照护认知症老年人，除了要关心他们的生活起居外，更重要的是让老年人获得"体现其个性和意愿"、有尊严的生活。

2. 居家照护

（1）尊重鼓励 要给予认知症老年人充分的尊重和鼓励，使他们保持愉快的心境，让他们在熟悉的环境中，度过安心且有尊严的生活。

（2）营造生活环境 为防止老人走错房间，在居室的房间装饰老年人自己的照片，使老年人容易识别出自己的居室；内部摆设要简洁，防止老人碰伤；设置符合老年人视觉的照明亮度；在家中设置防撞、防摔倒和辅助行走的设施，以保障老年人日常生活的安全性；营造让老年人感到舒适且安心的生活环境，与他们建立亲密的关系，更好地支援他们的生活。

（3）预防走失 给老年人佩戴定位手环或其他定位器，以便及时找到老年人；也可以给老年人佩戴联系卡，写明老年人的姓名、地址和联系电话，方便老年人能及时得到社会的帮助。

（4）社会交往 鼓励老年人参加社区活动和社区聚会，增加兴趣爱好，增进与其他社会成员的交流，适当安排老年人的郊游，增加社会接触。

（5）生活习惯 鼓励老年人建立良好的生活习惯，保持充足的睡眠；戒烟减酒，特别防止酗酒，以免损害大脑神经系统，加重病情。

（6）早期治疗 对出现精神行为症状的老年人，要及时送精神专科医院诊疗，明确诊断，早期治疗，控制症状，有利于老年人本身，有利于家庭，也有利于社会安定。

第六章 技术护理

　　随着年龄的增长，老年人出现了生理功能的衰退，同时还伴存多种慢性疾病、复杂的健康问题和医学问题。由于老年人的抵抗力低下，疾病表现不典型，初期容易误诊，后期很快进入意识障碍、昏迷等；老年人患有多种慢性疾病，一旦发病，可引起多脏器衰竭。随着身体情况越来越差，生活独立能力下降，老年人对护理的需求也在不断增加。

　　老年人的养老问题，不但需要提供生活护理，而且要提供医疗护理。2013年国务院《关于加快发展养老服务业的若干意见》中，正式将"积极推进医疗卫生与养老服务相结合"作为我国养老服务业发展的主要任务之一，这是我国医养结合政策制定的指导性政策，也是医养结合政策的原点。

第一节　生命体征监测

　　生命体征包括：体温、脉搏、呼吸、血压。

一、体温的观察

　　正常人腋下体温在36～37℃，24小时内波动一般不超过1℃。正常状态下早晨略低，下午略高，运动和进食后稍高。体温高于正常称为发热，37.5～38℃为低热、38～39℃为中热、39～40℃为高热、40℃以上为超高热；低于正常称体温过低，常见于年老体弱、严重营养不良、慢性消耗性疾病、甲状腺功能低下、急性大出血、休克等。

1. 腋下测温

腋下测温时，对出汗多的老人要先擦去腋窝部的汗水，再把体温计的水银端呈45°角放入腋窝，水银端不能伸出腋窝外，让老人屈臂，夹紧体温计，5分钟后取出，读数。

2. 口腔测温

（1）将体温计的水银端放在老人舌下，嘱咐老人闭紧口唇，但牙齿不要咬合。如果老人口唇闭合不紧，可轻柔地帮助其闭紧。

（2）3分钟后取出，读数。

测完体温，用冷水及肥皂清洁体温计，切忌用热水冲洗，以免损坏，擦干后插入体温计套中存放。患传染性疾病的老人体温计要专用，用后浸泡在70%的酒精或60°白酒中消毒半小时。

用口腔测温法给老年人测体温时，要注意以下事项。

① 吃冷、热食或吸烟后半小时才能测口腔温度。

② 严冬季节，从室外进屋15分钟后再进行测量，以免影响测温的准确。

③ 患口腔疾病的、昏迷的老人不宜测口腔温度。

④ 千万注意提醒老人不要用牙齿咬体温计，以免折断体温计造成水银逸出或断端损伤口腔黏膜。

二、脉搏的观察

脉搏是指动脉搏动，一般用食指、中指、无名指3指在老年人大拇指肌腱的外侧触检桡动脉，正常人脉搏和心跳一致，为60～100次/分，常为

70~80次/分，平均大约72次/分，老年人较慢，为55~60次/分，正常人脉率规整，强弱均等，不会出现间隔时间长短不一的现象。运动和情绪激动时脉搏可增快，而休息、睡眠时脉搏则减慢。超过100次每分钟，称为心动过速；低于60次每分钟，称为心动过缓。如果出现脉率不整、强弱不一，可能是心房纤颤；病情危重，特别是临终前的脉搏，其次数和脉率都会有明显的改变。

测脉搏的方法：

① 测脉搏部位：常选用浅动脉。靠拇指一方的桡动脉是最方便和常采用的部位，其他如颈动脉(在脖子的侧面)、颞浅动脉(靠近外耳道与耳轮处)或足背动脉也可采用。

② 用物：手表或秒表、笔和记录本。

③ 数脉搏：将食指、中指、无名指(即第2、第3、第4指)指端并排放在动脉上，压力大小以能摸清楚动脉搏动为限。一般老人计数半分钟，并将所测数值乘2即为每分钟的脉搏数。

三、呼吸的观察

一般老年人通过胸部起伏进行观察，正常人在安静状态下呼吸频率为16~20次/分。呼吸频率增快常见于活动、发热、贫血、疼痛、甲状腺功能亢进、心功能不全等；呼吸频率缓慢常见于脑膜炎、昏迷、休克等；出现潮式呼吸或间歇呼吸，则提示病情预后不良，多在呼吸即将停止时发生。

测呼吸的方法：

① 让老人在放松的姿势下做1~2次深呼吸，然后像平常一样正常呼吸。测量人员计算在一分钟内老人心窝起伏了多少次。

② 躺卧姿势下也如上进行，注意确认老人呼吸的节奏及强弱、呼吸

深浅、呼吸时可听见的声音，以及呼吸的方法(口呼吸、鼻呼吸、肩呼吸、腭呼吸)。

四、血压的观察

成人正常血压为：收缩压低于130毫米汞柱，舒张压低于85毫米汞柱；正常高值，收缩压低于130毫米汞柱，舒张压低于89毫米汞柱。如果高于正常，常见于高血压病或情绪激动、运动、紧张等。低于90/60～50毫米汞柱时称为低血压，常见于严重疾病，如休克、心肌梗死等。测血压如图6-1所示。

测血压的方法：

（1）测量前的准备

① 测量前使老人安静休息15分钟以上，保证其情绪稳定。

② 测量前应先检查血压计有没有破损，水银柱平面应在"0"位。

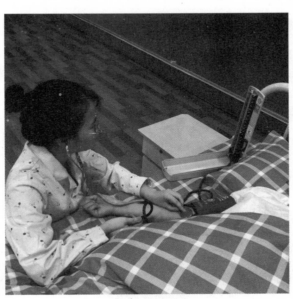

图 6-1　测血压

（2）测量步骤

① 让老人坐或卧，露出一侧上臂，衣袖太紧的应脱下，伸直肘部，掌心向上平放。

② 放平血压计，使水银柱"0"点与肱动脉、心脏处于同一水平（坐位）。

③ 驱尽血压计袖带内的气体，平整、松紧适宜地在老人肘窝上3厘米处缠绕于上臂，塞好袖带端。戴上听诊器，在肘窝内摸到肱动脉搏动后，将听诊器放在搏动处，一手稍加固定；关紧气门，捏皮球打气，见水银上升到180毫米汞柱左右（若是高血压老人可上升到200毫米汞柱左右），然后轻轻打开气门，使水银柱缓慢下降，当听到第一声搏动时，水银柱顶端指的刻度，即为收缩压。

④ 继续开放气门，搏动声音突然变弱或消失时，水银柱顶端所指的刻度为舒张压。没有听清楚时，可将水银柱降至"0"位，重新测量。

⑤ 测完后关闭水银柱开关，以防水银外溢，并将气球与袖带按位置放好，以免损坏水银柱管。

五、质量要求

1. 测量体温

对老年痴呆、精神异常、意识不清、烦躁和不合作者，应采取恰当的测量方法或在床旁协助测量体温。体温计消毒方法符合要求。测腋温、口温、肛温时，应选择合适的体温计，并注意将体温计放置在正确的位置。

2. 测量脉搏

测量脉搏时应休息15～30分钟，一般老年人可以测量脉搏30秒，脉搏异常的老年人，测量1分钟，避免在偏瘫侧、形成动静脉瘘侧肢体、患肢等部位测量脉搏。

3. 呼吸

测量呼吸时老年人取自然体位，观察老年人胸部或腹部起伏，测量30秒。观察老年人呼吸频率、节律、幅度和类型等情况。

4. 血压

测量血压前应休息15～30分钟。测量时协助老年人采取坐位或者卧位，保持血压计零点、肱动脉与心脏同一水平。选择宽窄度适宜的袖带，驱尽袖带内空气，平整地缠于老年人上臂中部，松紧以能放入一指为宜，下缘距肘窝2～3厘米。正确判断收缩压与舒张压。如血压听不清或有异常时，应间隔1～2分钟后重新测量。长期观察血压的老年人，做到四定：定时间、定部位、定体位、定血压计。

第二节　常用护理技术

一、吸氧

1. 目的

供给老年人氧气，改善组织缺氧。

2. 物品准备

氧气装置（图6-2）1套，湿化瓶内装无菌水，棉签、鼻导管或面罩、胶布、扳手、纱布、盛水容器内装冷开水。

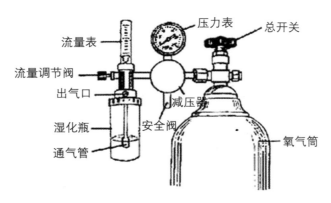

图 6-2　氧气装置

3. 安全措施

环境清洁，周围无烟火及易燃物品。氧气筒上挂（防油、防火、防震、防热、满）牌子1块。

4. 操作步骤

① 打开总开关→清洁气门→关闭总开关→安装氧气表→关闭流量表→打开总开关→调节流量表→连接鼻导管，检查管道是否通畅→试水→清洁鼻腔→将鼻导管插入一侧鼻腔→用胶布固定在两侧鼻翼处→将其余导管用别针固定在衣服肩膀处。

② 停氧操作：取下鼻导管→关流量表→关总开关→再开流量表放余气→清洁老年人局部皮肤。

③ 观察、记录（吸氧开始和结束时间）。

④ 结束：用纱布包住鼻导管拔出→擦净鼻腔及鼻翼处→关闭总开关→再关小开关→分离鼻导管→将导管放入医疗垃圾处。

⑤ 安置老年人，注明停止时间，持续用氧者每天更换用氧鼻孔、鼻导管。

⑥ 氧气用完后，筒挂上（空）牌，放置在固定位置。

⑦ 氧气枕的使用：将氧气枕放置老年人头部下方，使氧气缓慢流入老年人鼻孔。

5. 质量要求

① 评估老年人病情、呼吸状态、缺氧程度、鼻腔情况。强调不能自行调节氧流量。

② 遵医嘱，选择合适的氧疗方法，调节合适的氧流量。密切观察老年人氧气治疗的效果。

③ 使用氧气时，应先调节氧流量后再使用。停用氧气时，应先拔出导管或面罩，再关闭氧气开关。

④ 使用氧气时，应注意环境安全。

二、物理降温

冷对皮肤也是一种温度刺激，应用于人体时，均可引起人体皮肤血管收缩、汗腺活动减弱、新陈代谢减缓等不同程度改变。在环境温度低于体表温度时，机体的散热大部分通过皮肤散出体外，还有一小部分通过肺、肾、消化道等途径散发。

1. 物品准备

冰袋及布套、冰块、盆、锤子、帆布袋、体温表、笔、纸、橡皮中单、毛巾。

2. 操作步骤

① 检查：检查冰袋有无破损，将冰块装在帆布袋内用锤子砸碎冰块，放入盆内。

② 灌冰排气：用水冲去棱角。冰袋内装冰约1/2，再装入少量冷水，

排尽空气，夹紧袋口。

③ 检查：倒置检查有无漏水，无漏水后擦干装入布套内。

④ 核对解释：将冰袋带至老年人床旁，核对姓名、床号，向老年人做好解释工作，以取得老年人合作。

⑤ 垫单：将橡皮中单、毛巾垫于所需放置冰袋的部位。

⑥ 置冰袋：将冰袋放在额部、头顶部或体表大动脉经过处，如颈下、腋下、腹股沟等。放置前额时，可将冰袋悬吊在支架上，以减轻前额的局部压力，但冰袋必须与老年人前额的皮肤接触。

⑦ 测温：冰袋放置半小时后测体温，当体温降至39℃以下，取下冰袋，将橡皮中单、毛巾撤去，协助老年人取舒适体位后整理床单位。

⑧ 记录：洗手，记录（包括放置部位、时间、效果、反应等）。

⑨ 交接：做好床边交接班工作，包括放置部位、时间、温度变化、老年人全身情况等。

⑩ 整理用物：将冰袋内冰气排空，清洗干净后，将袋口朝下，挂于通风处阴干，吹气后旋紧塞子，以备后用。

3. 质量要求

① 评估老年人病情、意识、局部组织灌注情况、皮肤情况、配合程度、有无酒精过敏史。

② 遵医嘱选择合适的物理降温方法（冰袋的使用、酒精擦浴、温水擦浴等）。

③ 口头告知老年人物理降温的目的及质量要求。

④ 嘱老年人在高热期间摄入足量的水分；实施物理降温时应观察局部血液循环和体温变化情况。重点观察老年人皮肤状况，如老年人发生皮肤苍白、青紫或者有麻木感时，应立即停止使用，防止冻伤发生。

⑤ 物理降温时，应当避开老年人的枕后、耳郭、心前区、腹部、阴囊（男性）及足底部位。

⑥ 半小时后复测老年人体温，并及时记录体温和病情的变化，告知家属，及时与医师沟通。

三、压疮预防

压疮是因局部组织长期受压，血液循环障碍，不能供给皮肤和皮下组织所需的营养，而导致局部组织缺血、坏死、溃烂。

1. 压疮的发生原因

① 长期卧床，经久不改变体位，使局部组织受压过久。常见于昏迷、瘫痪、极度消瘦的老年人。

② 皮肤经常受潮湿、磨擦等物理性刺激，如大小便失禁、出汗过多、床单不平有皱褶等。

③ 使用夹板衬垫不当、松紧不适宜时，使局部组织血液循环不良而导致。

④ 全身营养缺乏，如年老体弱、营养不良、水肿等。

2. 压疮的易发部位

压疮容易发生在身体受压和缺乏脂肪组织保护、无肌肉包裹或肌肉层较薄而支持重量较多的骨突处，如枕部、耳郭、肘部、肩胛部、脊柱、尾骶部、髋部、膝关节的内外侧、外踝部、足根部等处。

3. 压疮的预防

① 避免局部长期受压：对长期卧床、老年体弱、瘫痪、不能自行翻身的老年人，每2小时翻身一次，最长不能超过4小时。翻身时避免拖、

拉、推等动作，防止擦破皮肤。有条件的可在骨突处贴压疮贴或水床、气垫床。

② 避免潮湿、磨擦和排泄物的刺激：床铺要保持清洁、干燥、平整、无皱折，对大小便失禁的老年人应及时更换干净衣裤。使用便盆时要充分抬高老年人的臀部，不可硬塞、硬拉。

③ 增加营养的摄入：给长期卧床的老年人以高蛋白、高维生素、高热量的饮食，以增加机体的抵抗力。

④ 发现皮肤发红，应及时告知家属，并做好压疮的预防护理。

4. 质量要求

① 评估和确定老年人发生压疮的危险程度。

② 采取预防措施：如定时翻身、气垫减压等；对需协助翻身的老年人每2小时翻身1次，特殊情况根据需要可适当增加翻身频次，掌握不同的翻身姿势（如一般翻身侧卧姿势及偏瘫者翻身侧卧姿势）。

③ 保持老年人皮肤清洁干燥，床单位整洁。

④ 与老年人及家属沟通，提供心理支持及压疮预防护理的健康指导。

四、药物管理

1. 目的

老年人患有慢性疾病，需要服药治疗。为老年人进行服药护理是养老护理的内容。护理人员应按照医嘱，按时帮助或喂老年人服药。

2. 管理要点

① 服药后应给老年人多饮水，有利于药物溶解吸收和排泄。一般服药用水量以50～100毫升温水为宜。

② 对长期卧床的老年人服药时应加倍多饮水，防止药物停留在食道内不能发挥药物作用。能站着或坐着服药的尽量不要卧着服药。

③ 大多数药物是在饭后1～2小时服药，既有利于药物的吸收，又可避免药物对胃部的刺激。健胃药宜在饭前服用，维生素类药物可在饭时服用。

④ 服药后要作好标记，以防老年人记忆力差而引起用药过量。

⑤ 老年人服用泻药时要注意观察排泄的量，防止丢失大量水分而引起脱水。

⑥ 服用安眠药物时，要观察老年人是否将药物全部吞下，护理人员要等老年人将药物服下后才可离开。

⑦ 对某些易引起不良反应的药物，要注意观察，防止不良反应的发生。如磺胺类药物等。

⑧ 对某些易引起尿液、粪便颜色改变的药物要尽早告诉老年人，防止老年人恐惧、害怕。如口服硫酸亚铁可使粪便变黑、安络血可使小便颜色变红等。

3. 质量要求

① 根据老年人的自理能力代为保管药品。

② 设置专用药柜或者放置药物的专用容器，药品按规定区分储存且均在有效期内；药品有外包装，包装上标明老年人的姓名、床号等；养老机构接收自带药品时应有接收登记，并由接收者及家属双方签名；精神类、镇静类等药品应专柜上锁保管，班班交接。

③ 按医嘱分发药品，特殊药物发放时，应送药到口或看服。

④ 药柜或者放置药物的专用容器放置处应保持环境整洁、通风、干燥且专人保管。

五、协助服药

1. 目的

帮助老年人正确地服下药，有利于预防、诊断、治疗疾病。

2. 用品准备

药单、药盘（内盛放药品）、温开水、水杯、小毛巾（图6-3）。

3. 操作步骤

① 操作者洗手。

② 将用物放于治疗车上，推至老年人床边，根据给药单核对姓名、床号、药名（图6-4）。

③ 向老年人解释服药的目的、方法，使其配合。

④ 协助老年人坐起，先喂一小口水，再给药，喂水服下（图6-5、图6-6）。老年人若吞咽困难，将药片研碎服用。

⑤ 服药完毕，取回药杯。

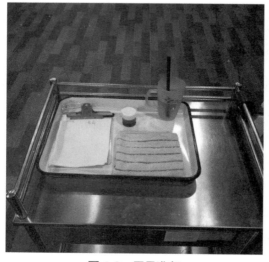

图6-3　用品准备

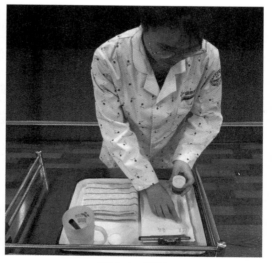

图6-4　核对

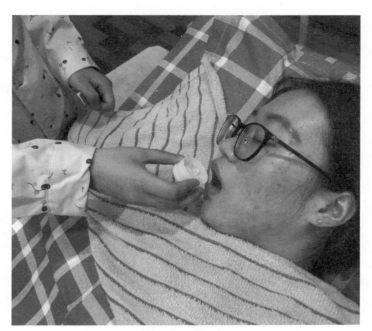

图 6-5　喂药

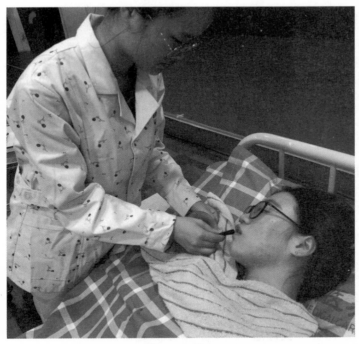

图 6-6　喂水

⑥ 用小毛巾为老年人擦干嘴唇，观察询问老年人有无不适。协助老年人取舒适卧位，整理床单位。在确认老年人服下药物后，方可离开。

⑦ 清理用物，放回固定位置。将药杯浸泡消毒后，清洗干净，再消毒后备用。

4. 质量要求

① 评估老年人的病情、过敏史、用药史、不良反应史；了解老年人所服药物的作用、不良反应以及某些药物服用的特殊要求，如有疑问应核对无误后方可给药。

② 遵医嘱协助老年人服药。喂服前严格遵循查对制度，仔细核对姓名、药物名称、剂量、有效期、服用方法等。

③ 服药时尽量让服务对象取坐位或半坐卧位，以利药物进入胃内。

④ 一般服药用水量以50～100毫升温水为宜；服药时不可与茶水一起服用；服药时速度适宜，必要时碾碎喂服。

⑤ 为鼻饲老年人给药时，应当将药物研碎溶解后由胃管注入。

⑥ 对牙齿有腐蚀作用和使牙齿染色的药物(如铁剂等)，服用时为避免其与牙齿接触，可将药液用吸管吸入，服完后漱口。

⑦ 止咳糖浆对呼吸道黏膜起安抚作用，服后不宜饮水，以免冲淡药物，降低药效。同时服用多种药物时，应最后服止咳糖浆。

⑧ 磺胺类药和发汗药，服后宜多饮水。

⑨ 酵母片要嚼碎后吞下。

⑩ 为防止肠溶片在胃内被破坏，需吞服。

5. 药物常见不良反应

① 胃肠道反应。恶心、呕吐、腹痛、便秘等。

② 泌尿系统反应。出现蛋白尿、血尿、排尿困难、肾功能下降。

③ 神经系统反应。发热、头痛、头晕、乏力、失眠、共济失调。

④ 循环系统。可出现心律失常（早搏、传导阻滞）、体位性低血压、脸色苍白、眩晕等。

⑤ 呼吸系统反应。可出现哮喘等。

⑥ 其他反应。荨麻疹、皮炎、发热、哮喘、血管性水肿，严重时可引起过敏性休克。

6. 合理选择用药时间

① 空腹服用。有些泻药清晨空腹服用后迅速进入肠道，4～5小时即可起到泻下的作用。

② 饭前服用。健胃药和保护胃黏膜的药物应在饭前30分钟服。

③ 饭后服用。助消化药以及对胃黏膜有刺激性的药物，应在饭后服，以便药物和食物均匀混合，减少对胃壁的刺激，一般应在饭后15～30分钟服用。

④ 睡前服用。一般催眠药应在睡前服，可起到良好的治疗作用。如安定等。

⑤ 按小时服用。为保持药物在血液中的有效浓度，可以6小时服药一次。如头孢拉叮等。

⑥ 舌下含药。该种方式是快速有效的给药途径，如心绞痛发作给予硝酸甘油舌下含服，可迅速缓解症状。

7. 药物保管注意事项

① 易受潮而变质的药物。如复方甘草片、酵母、安络血、维生素B_1含碘喉片、阿司匹林、复方阿司匹林、氯化钙及各种胶囊、胶丸等应放阴

凉干燥处。

② 易氧化变质的药物。维生素C片、鱼肝油、氨茶碱、氧化铵等亦应密闭保存。

③ 对易过期失效的药物。如四环素、新霉素、先锋霉素等一旦过期，不得再用。

④ 观察老年人的服药效果及不良反应。

六、留置尿管的护理

1. 目的

对留置尿管的老年人进行护理，预防感染，增进老年人舒适，促进功能锻炼。

2. 护理流程

（1）男性

① 男性擦洗尿管近尿道口处　一只手固定尿管，另一只手夹取棉球擦洗，防止尿管摆动引起老年人不适。

② 依次擦洗尿道口—龟头—冠状沟—尿道口。

③ 分泌物较多的老年人，将纱布系于尿管近尿道口处，以利于吸收分泌物，保持尿道口周围清洁。

（2）女性

① 擦洗尿管近尿道口处　一只手固定尿管，另一只手夹取棉球擦洗，防止尿管摆动引起老年人不适。

② 依次擦洗尿道口—小阴唇—大小阴唇间—尿道口。

③ 分泌物较多的老年人，将纱布系于尿管近尿道口处，以利于吸收分泌物，保持尿道口周围清洁。

3. 质量要求

① 评估老年人尿管留置时间、尿液颜色、性状、尿量、膀胱功能，有无尿频、尿急、腹痛等症状。

② 鼓励老年人每日摄入足够的液体，以减少尿路感染和结石的发生。

③ 定期更换尿管及尿袋。

4. 注意事项

① 保持尿道口清洁，女性老年人用安尔碘等消毒棉球擦拭外阴及尿道口，男性老年人用安尔碘等消毒棉球擦拭尿道口、龟头及包皮，1～2次/天。

② 更换集尿袋1次/天，定时排空尿袋，必要时记录尿量。

③ 留置尿管期间，保持引流通畅，避免导尿管受压、扭曲、堵塞；妥善固定尿管及尿袋，尿袋的高度不能高于膀胱。

④ 采用间歇性夹管方式，协助长期留置尿管的老年人进行膀胱功能训练。夹闭导尿管，每4小时开放1次，使膀胱定时充盈和排空，促进膀胱功能的恢复。

⑤ 拔管后根据病情，鼓励老年人多饮水，观察老年人自主排尿及尿液情况，有排尿困难及时处理。

七、便袋护理

1. 目的

保持造瘘口清洁，预防感染，观察造瘘口皮肤的变化，以及排泄物的质和量。

2. 物品准备

清洁干燥的粪袋1只、毛巾1块、（盛40℃温水1盆），卫生纸、橡胶中单一张，面巾纸一包，橡胶手套1双，便盆一只。

3. 操作步骤

① 护理人员服装整洁，指甲修剪，温暖双手，向老年人解释，安置老年人平卧位。

② 调节室温;让室温保持在26℃左右，关闭门窗户，拉起围帘保护隐私。

③ 老年人平卧，打开腹带（肥胖的老年人必须系腹带保护造口袋），护理人员在老年人造口袋近侧操作，放下床栏，请老年人身体尽量向床边移，造口袋开口处放置橡胶中单，污物盆放于方凳上。

④ 护理人员戴手套。打开造口便袋于腹部适透膜环连接处的扣环，取下粪袋放于便盆。

⑤ 用柔软的面巾纸由外向内擦净人工肛门处皮肤，用热毛巾擦洗局部皮肤，擦干。

⑥ 取清洁便袋与腹部适透膜环连接，紧扣扣环，用手向下牵拉便袋，固定牢固，将便袋的下口封闭。

⑦ 用腰带将便袋固定于腹部，协助老年人穿好裤子，拉起床栏，叮嘱老年人平卧30分钟后起床。

⑧ 整理用物，倾倒粪袋，洗净晾干后备用。洗手记录。

4. 质量要求

① 评估老年人的心理情况，做好有效沟通及心理护理。

② 评估老年人的造口及周围皮肤情况，有无回缩、出血、坏死，粪袋内有粪便超过三分之一时及时倾倒。

③ 房间温度适宜，尽量减少暴露，注意保暖和保护隐私。

④ 用生理盐水或温水清洗造口及周围皮肤后，用纸巾或纱布擦干；清洗造瘘口周围皮肤不需要使用护肤品、酒精等刺激性强的外用药擦洗，以免影响腹部渗透膜性。

⑤ 根据造口直径大小修剪造口底盘（大于造口实际尺寸1～2mm）。

⑥ 粘贴便袋时，先除去胶片外面的粘纸贴于造口位置，轻压便袋胶片环及其周围，使其与皮肤充分接触紧贴，防止渗漏。

⑦ 有造口并发症的老年人，按实际情况进行处理（如使用凸面底板、安装造口腰带等）。

⑧ 更换造口袋尽量选择在空腹或进食后3小时，避免食用产气较多的食物。

八、开塞露/直肠栓剂给药

1. 目的
帮助便秘老年人通便，减轻腹胀，清除毒素。

2. 物品准备
20毫升开塞露1支，草纸，便盆。

3. 操作步骤

① 双手洗净并擦干，无长指甲或指环。

② 环境温度适宜，关闭门窗，无对流风，屏风遮挡。

③ 向老年人解释说明，协助老年人左侧卧位。

④ 脱裤于臀下，右腿屈曲，暴露臀部。臀下垫治疗巾，备好弯盘与卫生纸。

⑤ 取下开塞露瓶盖，将少许药液挤于卫生纸上，润滑开塞露前段。

⑥ 一手分开臀裂，暴露肛门，另一手将开塞露的细端全部插入肛门，用力挤压使药液全部进入肛门内，保留5～10分钟，协助老年人穿裤子。

⑦ 有便意者协助如厕，对行动不便者给予便盆使用。

4. 质量要求

① 操作时对老年人进行核对解释并说明栓剂的用法和采取的姿势。

② 适当抬高臀部，尽量保留药液，注意保暖，保护隐私。

第七章　康复护理

　　康复是指对因各种原因造成的身体、心理、社会等功能障碍而采取的综合措施，使之尽可能恢复正常的功能，或减轻功能障碍程度，从而发挥功能。

　　康复护理是康复医学的重要组成部分，是从护理学中发展起来的专科康复护理技术。其按照整体康复计划，密切配合其他康复活动，预防并发症的发生，促进功能恢复。

　　家庭康复护理要充分利用家庭的人力、物力和财力资源，开展家庭康复护理；"自我护理"是康复护理的基本理念，通过对家属、照料者、志愿者的培训指导，协助他们开展康复护理；通过发挥老年人在生活自理康复方面的积极性，最大限度地恢复他们的生活自理能力。

第一节　生活自理能力训练

一、目的

帮助有条件的老年人恢复日常生活自理能力。

二、方法

（1）评估老年人的日常生活自理能力。

（2）合理布置环境，将床、椅放在适当的位置，所有生活用品也要放在适当的位置。

（3）在康复医生指导下，协助老年人完成进食、个人卫生、穿脱衣裤鞋袜、翻身、如厕等日常生活自理能力训练，以提高老人生活质量。

（4）训练时，让老年人处于舒适的位置，护理人员处于可以清楚地观察老年人活动全过程的位置。

（5）训练时发布指令需缓慢、耐心，逐步讲解过程，强调要点，及时纠正错误动作。老年人活动量应逐渐增加，掌握时间，不宜过度疲劳。

第二节　叩背排痰

一、目的

协助不能自行移动的老年人更换卧位，减轻对局部组织的压力，预防并发症。对不能有效咳痰的老年人进行叩背，促进痰液排出，保持呼吸道通畅。

二、用品

听诊器、软枕、翻身卡、爽身粉。必要时备皮肤减压用具。

三、操作流程

（1）了解老年人的年龄、病情、体重、肢体活动情况、心功能状况，以及有无手术、引流管、骨折和牵引等。

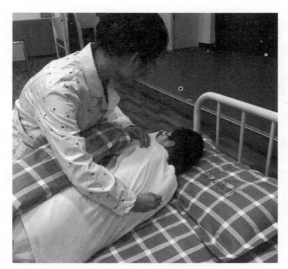

图 7-1　正确叩背

（2）单人协助翻身　将枕头移向对侧，护理人员双臂分别放在老年人的肩部和腰部，将老年人的上半身移向近侧；然后双臂分别放在老年人的腰部和腘窝，将老年人的下半身移向近侧；协助老年人屈膝，护理人员双手分别扶住老年人的肩部和膝部，将老年人翻身至近侧。

（3）调整舒适卧位　于老年人腰背部、两膝间、踝部使用软枕，以达到舒适卧位。

（4）正确叩背　手掌五指并拢呈杯状——叩背要使用腕部的力量，从下至上、从外至内，背部从第十肋间隙、胸部从第六肋间隙开始向上叩击至肩部（图7-1）。

四、注意事项

（1）根据老年人的不同身体状况及护理要求，确定翻身的频次、体位、方式，选择合适的皮肤减压用具。

（2）翻身时，给予老年人叩背。护理服务人员的手指并拢弯曲，拇指紧靠食指，手呈握杯状，以手腕力量有节律地叩击，每次叩击10分钟左右，以促进排痰。

（3）拍背原则　从下至上、从外至内，叩背注意避开乳房及心前区，力度适宜，密切观察老年人，及时清除口腔分泌物。在移动的过程中，避免拖拉拽，妥善处理各种管路。

（4）有活动性内出血、咯血、气胸、肋骨骨折、肺水肿、低气压、严重骨质疏松者，禁止背部叩击。

第三节　鼻饲

一、目的

为胃肠功能良好但不能经口进食的老年人提供肠内营养支持。

二、用品

治疗碗、50毫升注射器、纱布、治疗巾、夹子、别针、温开水一杯、38～40℃流质200毫升。

三、操作步骤

（1）操作者洗净双手，戴口罩。

（2）核对老年人姓名、饮食种类，向老年人或家属解释说明操作方法。

（3）老年人取坐位或半卧位，无法坐起者取右侧卧位，抬高床头至30°～50°，铺治疗巾于老年人胸前，将胃管一头从纱布中取出。

（4）检查判断鼻饲管是否在胃内

① 鼻饲前，用注射器抽取10毫升空气注入胃管，同时将听诊器放于老年人剑突下，若听诊有气过水声，证明胃管在胃内。

② 用注射器抽吸胃液，有胃液抽出，证明胃管在胃内。

③ 鼻饲前或将管道的末端置于盛清水的碗中，如无气泡溢出，证明胃管不在气道内。该方法也适合留置小肠营养管的老年人。

（5）注入少量温开水（20～30毫升）。

（6）按饮食通知单将食物抽吸在空的注射器内，缓慢注入胃管内（200毫升），在15～20分钟内喂食（图7-2）。

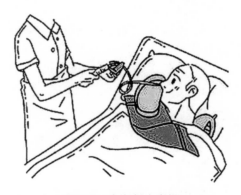

图 7-2　为老年人鼻饲

（7）鼻饲完毕，再注入少量温开水，将胃管末端上提、反折后再加盖，避免鼻饲液流出。

（8）整理记录。

四、注意事项

（1）每次鼻饲前后先注入少量温开水，冲洗管道，避免食物积存在管腔中变质，防止管道堵塞。

（2）鼻饲混合流食应间接加温，避免蛋白凝固，保证食品新鲜无污染。

（3）鼻饲药物时应先研碎，充分溶解后再注入。

（4）鼻饲者应定期更换胃管或营养管。注明置管时间，按期提醒医生或家属更换导管。

（5）鼻饲后，老年人应维持原卧位30分钟。禁止吸痰、拍背。

（6）有胃潴留（胃内容物超过150毫升时）者，通知医生减量或者暂停鼻饲。

（7）每次鼻饲量不超过200毫升，间隔时间不少于2小时，鼻饲饮食温度为38～40℃。

（8）长期鼻饲的老年人，应做好口腔护理（2次/日）；所有用物每日消毒一次。

第四节　排泄护理

随着年龄增长，老年人的排泄功能减退，排泄异常是常见的情况。排泄异常包括便秘、腹泻、尿失禁等。排泄护理是指对老年人便秘、灌肠、腹泻、尿失禁的护理及人工取便等。

一、便秘护理

便秘是指粪便在肠腔内滞留时间过久，水分被过量吸收，使粪便过于干燥硬结而产生的排便困难。便秘是老年人常见的症状，它与平时食用蔬菜、水果少有关，同时也与因年老体弱膈肌、腹肌等肌肉参与排便的功能下降及胃肠蠕动减慢有关，还与对排便反应的敏感性降低和老年人活动少等有关。如在平时适当地预防，便秘还是可以避免的。护理方法如下：

（1）调整饮食，适当增加芹菜、韭菜、菠菜等含纤维素多的食物，多吃水果。

（2）最好每天早晨起床后饮一杯淡盐水或温开水，以保证水分，软化大便。平时应多增加饮水量。

（3）鼓励老年人在身体状况允许的前提下尽可能地活动，不能活动的老年人应采取被动活动，以促进肠蠕动。

（4）每天起床前和睡前用双手自右向左揉腹部数十次，促进肠蠕动。

（5）必要时用开塞露。使用前先将开塞露的头部剪断，使之光滑。先挤出少量液体润滑开塞露的头部，再轻轻插入肛门后挤尽开塞露内的液体，让老年人感受到便意且不能忍受时，再行大便。

（6）便秘严重的应进行灌肠，但应少量多次进行。

（7）劝告老年人养成定时排便的良好习惯。

二、灌肠护理

1. 目的

刺激肠蠕动，软化和清除粪便，排除肠内积气，减轻腹胀。清洁肠道，为手术、检查做准备。稀释和清除肠道内的有害物质，减轻中毒。为高热老年人降温。

2. 物品准备

灌肠袋或灌肠桶一个（内盛38～40℃ 0.1%～0.2%肥皂水或清洁水500～1000毫升）、弯盘、一次性手套、肛管、治疗巾、橡胶单、石蜡油棉球数粒、便盆、血管钳、卫生纸数张。

3. 操作步骤

① 向老年人解释清楚操作和步骤，以取得合作。

② 关闭门窗，用屏风遮挡，嘱老年人排尿。

③ 取老年人左侧卧位，脱裤至膝部，双膝屈曲，使臀部移近床沿，垫橡胶单和治疗巾于臀下，弯盘至臀边。如老年人肛门括约肌失去控制能力，可取仰卧位，臀下置便盆，盖好被子，勿暴露老年人隐私。

④ 将灌肠筒置于输液架上，液面距肛门40～60厘米，肛管前端涂肥皂水（石蜡油）润滑，放出少量液体于弯盘内，排出管内气体，用止血钳夹紧；左手分开臀部，显露肛门，将肛管轻轻插入直肠7～10厘米，松开止血钳，固定肛管，使溶液缓缓流入。

如溶液流入受阻，可稍移动肛管，必要时拔出检查有无粪块阻塞；如老年人有便意，应将灌肠筒适当放低，并嘱其深呼吸，以减轻腹压。

⑤ 待溶液将要灌完时，夹住橡胶管，用卫生纸包住肛管拔出放入弯盘内，擦净肛门。嘱老年人平卧尽可能保留5～10分钟以上，以利粪便软化。

不能下床老年人，给予便盆，将卫生纸及信号灯放于老年人易取处。

⑥ 便毕，协助虚弱老年人擦净肛门，取出便盆、橡胶单和治疗巾，整理盖被清理用物，将一次性灌肠袋丢弃于塑料袋内。

4. 注意事项

① 评估老年人的年龄、意识、情绪及配合程度，有无灌肠禁忌证。操作前要告知老年人及家属灌肠的目的及要求，取得老年人配合。

② 核对医嘱，做好准备，保证灌肠溶液的浓度、剂量、温度适宜。协助老年人取仰卧位或左侧卧位，注意保暖。

③ 按照要求置入肛管，置入合适长度后固定肛管，使灌肠溶液缓慢流入并随时观察老年人反应。灌肠过程中，老年人如有便意，指导其做深呼吸，同时适当调低灌肠筒的高度，减慢流速；老年人如有心慌、气促等不适症状，立即停止灌肠，避免发生意外。

④ 灌肠完毕，根据灌肠目的保持适当时间再排便，并观察大便性状，做好肛周清洁，做好记录。

三、腹泻

腹泻是由于老年人消化功能降低，肠的蠕动过快而形成排便次数增加、粪便稀薄。腹泻会给老年人带来营养和水分的大量丢失，造成水和电介质失衡，严重者可危及生命。腹泻由很多因素造成，如消化系统功能减退、饮食不当、消化道疾病、滥用药物及精神心理因素等。护理方法如下：

1. 饮食护理

老年人应选择营养丰富、易消化、少渣少油的半流质食物。腹泻严重时，可食用清淡米汤或暂时禁食，给予静脉补充营养和水分。腹泻恢复期可给予少渣少油的面条、稀粥等半流质食品。腹泻停止后，吃面包等软质食品。

2. 皮肤护理

老年人腹泻后，肛门周围皮肤可因稀便的频繁刺激而出现发红甚至破损。因此，每次便后应用温水清洗肛门周围皮肤，同时可进行热湿敷，1~2分钟更换1次热敷料，共5~6次，然后用软毛巾吸干。擦皮肤皱褶处的时候要轻，防止加重皮肤的破损，必要时局部涂5%的鞣酸软膏，以防皮肤破溃、感染。腹泻严重时，清洗后于局部红外线灯照射，每日2次，每次20分钟，保持皮肤干燥。对老年人腹泻疑有传染病的，应进行消化道隔离，大便应经消毒处理后才能倒弃。

3. 卧床休息

注意卧床休息，休息可减少热量的消耗。

4. 注意观察

老年人腹泻应观察其大便颜色、性质、量、气味，并将观察情况告诉老年人家属。

5. 补充水分

老年人体质虚弱，腹泻后极易造成体内水分流失。所以要补充水分，多喝开水、多食水果等。根据情况也可适当喝些淡盐水，以防脱水。严重时，给予静脉补液。

6. 注意事项

① 对有能力控制便意的老年人，适时提醒如厕；对行动不便的老年人，扶助如厕及协助使用便器。

② 对失禁的老年人及时更换尿布，保持皮肤清洁干燥、无污迹。

③ 对排泄异常的老年人，观察其二便的性状、颜色、排量及频次，做记录。

④ 便器使用后即时倾倒，定期消毒；污染尿片即时置于污物桶内，防止污染环境。

⑤ 排泄后按需及时做好老年人会阴部或肛周清洁。

⑥ 排泄后适当通风，但要避免对流风。

⑦ 保护老年人隐私。

四、尿失禁护理

尿失禁是指老年人不能自我控制排尿,尿液不由自主地流出。这是由疾病所引起的一种症状,其原因与排尿器官功能减退、急性泌尿系统感染、昏迷、瘫痪、精神心理因素等有关。尿失禁的老年人在心理上压力很大,身体上也感到痛苦,要耐心地护理他们,减轻他们心理上的压力和身体上的痛苦。

1. 护理方法

① 查明原因,对症处理。

② 保持局部皮肤的清洁、干燥,以防引起皮肤感染、褥疮。每日用温水清洗会阴部及肛门周围1~2次。

③ 对长期卧床神志清醒的老年人,男性用尿壶、女性用便盆,便盆使用时注意方法,防止取放不当而擦伤皮肤。尿壶、便盆应及时倾倒、清洗、擦干、备用。

④ 尿失禁老年人的床单上须垫上橡皮单、尿垫,以防床单被尿浸湿。一旦尿垫或床单被尿浸湿,应及时更换。

⑤ 掌握老年人排尿规律,在身体状况允许的情况下,坚持适当活动,如做收腹提肛动作等,每日2次,每次15~20分钟,以训练排尿功能。

⑥ 指导老年人有尿意时应及时排尿,不应憋尿。

2. 注意事项

① 提前评估老年人的失禁情况,准备相应的物品。

② 护理过程中,与老年人及时沟通,清洁到位,注意保暖,保护老年人隐私。

③ 根据病情,采取相应的保护措施,如女性老年人可以采用尿垫等

（留置导尿除外），男性可采用尿套技术等。

④ 鼓励并指导老年人进行膀胱功能及盆底肌的训练。

⑤ 保持床单位清洁、干燥，注意局部皮肤的护理。

五、人工取便

1. 目的

帮助粪便嵌顿的老年人解决排便问题。

2. 物品准备

橡胶手套、润滑油、卫生纸、便盆、尿布、毛巾、热水、水盆等。

3. 操作步骤

① 做好解释工作，征得老年人的同意。

② 评估老年人的便秘严重程度和通便药物的使用情况及用药反应。

③ 协助老年人取左侧卧位，脱裤至大腿部，右腿屈曲，暴露臀部。

④ 臀下铺巾，右手戴手套，右手食指涂肥皂液润滑。

⑤ 按压老年人肛门边缘，嘱老年人深呼吸，放松肛门。

⑥ 触及粪块后，沿直肠内壁一侧轻轻抠除粪块。

⑦ 脱下手套，用热水洗净老年人肛门，热敷肛门20～30分钟。

4. 注意事项

① 操作时由浅入深，手法轻柔，注意保护隐私，操作过程中注意观察老年人的神志、面色。

② 操作后及时做好老年人的肛周清洁。

③ 操作后适当通风，但要避免对流风。

第八章　安全知识

　　老年人是一个健康状况较为脆弱的群体，由于慢性疾病、生活自理障碍、认知功能减退和心理变化影响着他们的健康与生活，其自身控制环境的能力下降，应对环境突发因素能力也随之下降，较易出现诸多安全问题。

　　老年人因年龄的增长而易出现各种老年性疾病。如受服药的原因造成体位性低血压、眩晕、平衡障碍等，机体衰老导致活动能力下降、智力下降、老年失智等，所以难免出现判断能力和自我保护能力下降，需要他人监护。

　　家庭访问护理员在上门服务的过程中，要防止发生安全事故，虽然安全事故有着其突发性和偶然性，存在着不可预知的风险，但是按照安全管理的"海恩法则"，一定有着事故的征兆、苗头和隐患，总会有一定的原因和必然性，也有着预防的措施。对服务的老年人要进行精神状况、老年性疾病及服药情况等的综合评价，对危险因素进行分析，评估可能产生和潜在的安全问题，及时与家属沟通，告知老年人存在风险，让家属知情同意，最大限度地减少意外发生。

第一节　安全的影响因素

一、生活环境

生活环境是指老年人的居住环境。舒适的居住环境，应具备适宜的温度和湿度，有良好的通风、充足的光线，无噪音干扰，室内清洁卫生及室外环境优美。由于老年人生理上的变化，即使是生活多年的居住环境，也会影响他们个人生活能力的发挥，而给生活带来一些困难，因此应在生活居住环境方面采取保护措施。

（1）为防止老年人跌伤，老年人居室的地面要保持干燥，及时清除地面积水，检查地板有无变形翘起、脱落。地面不可随意接拉电线。在清洁地面时，应嘱咐老年人不要在湿的地面上走动。卫生间地面要经常擦干，在墙壁上安置扶手，以便于老年人使用；并安装呼叫器，在必要时呼唤救援。

（2）保持室内空气新鲜，新鲜的空气对老年人的身体健康十分重要，应根据天气的冷暖，每天开窗通风。调节室内的温、湿度，为老年人创造良好的生活环境。

（3）防止有害昆虫的伤害。有害昆虫如苍蝇、虱、蚤、蟑螂等，这些昆虫的叮咬可严重影响老年人休息，还可引起疾病，故应采取有力措施予以消灭。

二、生活用具

生活用具是指老年人在生活中使用的各种日常用具，包括家具、日常用品、助行器材等。这些用具是老年人要经常使用的，在使用中如摆放或使用不当，都可能构成不安全的因素，具体包括以下几部分。

（1）衣着要适时合体 老年人的衣着应宽松、柔软、透气性能好。若衣服肥大，冬季保暖性差，易引起感冒；若衣服紧身，会影响血液循环，引起局部疼痛或肿胀；裤子不宜过长，否则易跌伤；老年人的鞋应选择合脚的平跟和防滑的橡胶底鞋。不宜穿拖鞋或塑料底鞋，这样在行走时容易因鞋底打滑而跌伤。

（2）家具摆放要注意平稳 老年人使用的床、桌、椅的摆放要平稳。床、桌、椅不可过高，以致坐立不便。桌椅脚及凳脚均应装上橡皮垫；有脚轮的床，在固定时须将左右两侧脚轮相对放置，使其不致移动，以免滑动而致老年人跌伤。

（3）为老年人取暖要防止烫灼伤 天气寒冷时，常使用热水袋、电热毯及取暖器为老年人取暖，如使用不当易造成烫灼伤。因此，在使用上述方式为老年人取暖时，均应按照操作常规或使用说明进行操作，务必注意安全。

（4）使用灶具和家用电器要注意安全 各种电热、燃气灶具和家用电器在生活中已普遍使用，由于老年人易出现记忆力下降，常会出现忘记关闭开关、忘记正在使用灶具，而引发不安全的现象。因此，在老年人单独使用灶具时，护理人员要提醒其用后检查灶具是否关闭。使用家用电器时，要查看使用情况，发现问题及时处理。

（5）物品存放要便于拿取 老年人的常用物品要放置在易找、易取的地方，以便于老年人拿取。应留心帮助老年人拿取沉重物品或存放高处的物品，避免老年人持重时损伤腰背。并要劝阻老年人攀高拿取物品。

三、老年人的自身身体因素

随着年龄的增加，老年人的各种机能减退、感觉的灵敏度降低，而出现反应缓慢，活动能力减低；触觉及平衡觉较差；骨质疏松，牙齿脱落；视力、听觉下降；对行动的协调能力减低。如果是患有疾病或因病致残的老年人，他们的生活可能会存在更多的困难。这些情况都可能成为诱发不安全的潜在性因素。护理人员在进行护理工作时，应针对每位老年人的具体情况，采取相应的保护措施，保证老年人的安全。

第二节　行走安全

随着年龄的增长，老年人的骨质、肌肉及关节都会发生变化，平衡功能也会减退，使其感到下肢无力，出现步态缓慢或步履艰难等。老年人在行走时，需要有人看护和搀扶，也可以借助助行器材来保持平衡，以助行走。

一、搀扶

搀扶是对自己尚能行走，但自觉双腿无力而步态不稳或偏瘫以及高龄老年人采取的一种助行方法。其需要护理人员的一只手插入老年人的腋下托住，拇指与其他四指握住老年人的上臂，与老年人一起迈步行走，步幅和行走速度要与老年人一致。在搀扶时，护理人员的身体应靠近老年人。搀扶偏瘫老年人时，要搀扶其健侧。

二、助行器材的选择和使用

老年人常用的助行器材有手杖、步行器等，它们的作用是支撑体重、保持平衡、辅助步行。应结合老年人情况选择适合的助行器材，并帮助其掌握使用方法。

1. 手杖

老年人一般适宜用三支点或四支点手杖，此种手杖用铝合金制成，轻巧、稳定、安全。选用木制的手杖时，杖杆要质地坚硬，注意检查安全帽和把手（图8-1、图8-2）。杆头最好用金属箍加固，但不要用金属把杖头整个包起来，以免打滑。杖柄应稍宽，以使老年人的手感到舒适。为了防滑和缓冲手杖着地时的冲击，杖端要包有橡皮帽；一旦橡皮帽破损，要及时更换。手杖的标准长度是在老年人直立、上臂随意斜向身旁时，测量从小指侧的手腕横纹到地的垂直距离。

下肢健康的老年人在使用手杖时，应嘱咐其以日常惯用的手持杖，随步幅而前移。手杖可与同侧下肢前移，也可同对侧下肢前移。

偏瘫老年人使用手杖，应协助其以健臂持杖，行走时手杖前移（图8-3），并以手杖与健侧的腿支撑体重，再将患侧下肢前移（图8-4），然后将身体重心转移至手杖并支撑体重，再将健腿前移，如此反复就可前行了。

2. 步行器

步行器比手杖的稳定性要好，但不便于室外行走或日常生活中使用，大多用于老年人的行走训练。须先行检查，再协助老年人使用（图8-5、图8-6）。

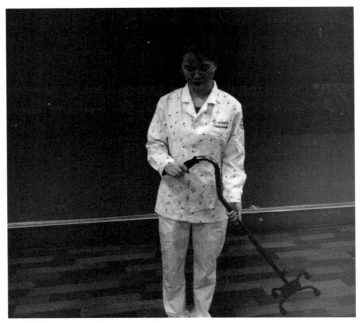

图 8-1　检查安全帽

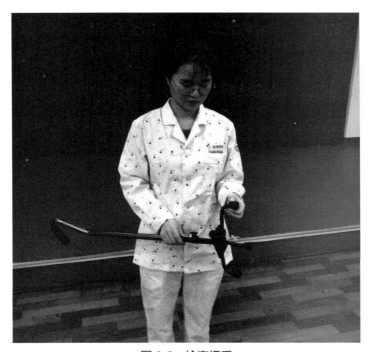

图 8-2　检查把手

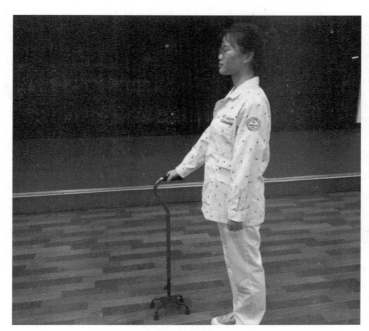

图 8-3　先迈患肢

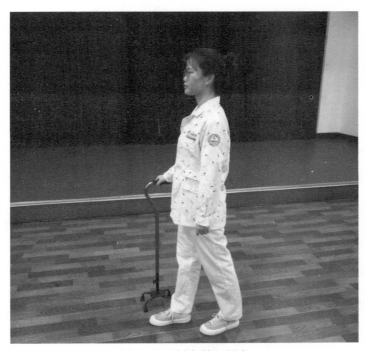

图 8-4　手杖向前20厘米

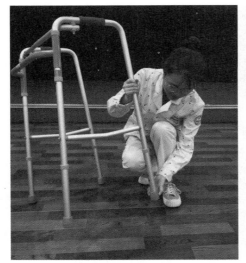 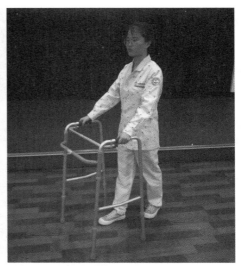

图 8-5　检查步行器　　　　　　　　　　　图 8-6　使用步行器

第三节　如厕安全

排泄是人的生理需要，老年人由于生理功能减退、体力下降、行动不便，给他们如厕也带来种种困难，如再出现排泄功能异常，将导致老年人如厕不安全因素的增加，甚至引发难于预料的后果。为此护理人员应主动帮助老年人如厕，保护老年人的安全。

一、卫生间的要求

在老年人居室与卫生间之间应有便捷的通道相连。卫生间内要有充分的照明，便器应为坐便器，安装扶手便于老年人使用，地面要采取防滑措施。有条件的，可在卫生间内安装紧急呼叫系统。

二、帮助老年人如厕的方法

1. 自助法

该法适用于可自行如厕的老年人或需搀扶的老年人。其方法为：嘱咐老年人身体一侧靠近坐便器，偏瘫老年人则以健侧靠近坐便器；先使其扶住坐便器上的扶手站稳，然后慢慢地转身，脱裤坐下；便后帮其擦净。

2. 协助法

该法适用于不能行走而需要护理人员帮助如厕的老年人。其方法为：将老年人运至坐便器旁；使其双脚平放在地面，臀部尽量向前倾，双臂抱住护理人员的颈部；护理人员双手托住老年人的臀部（或腰带）协助老年人站稳；再将老年人转至坐便器前；一手扶住老年人的背部，另一手放至其臀部，帮老年人脱裤并协助其坐下；便后擦净。

三、注意事项

（1）如厕前先检查坐便器，坐垫要稳固。

（2）扶手要牢固，确保地面干燥无积水，卫生间光线充足。

（3）患有高血压、心脏病等疾病的老年人在如厕时要密切观察，防止其排便用力过度而发生意外。

第四节　饮食安全

饮食的摄入是人类维持机体正常生长发育和各种生理功能活动的必需行为。老年人不仅需要营养合理的饮食，同时还需要安全饮食的保护，这主要体现在饮食品种、饮食卫生，以及进食过程中对意外情况的预防与处理。

一、老年人饮食品种

老年人适宜食用的饮食应是酥软、易咀嚼、易吞咽和易消化的。不宜食用黏度较大的食物，如汤团等，这类食物容易将口腔中的义齿粘下，而造成异物被吞食，给老年人带来不必要的痛苦；而且此类食物多呈团块状，不利于老年人吞咽，甚至在吞咽中出现食道梗塞等情况。对带有骨头和刺的食物，护理人员应将骨头和刺剔除后再给老年人食用。

老年人不宜饮用过凉的水和含气的饮料，以免引起腹部不适；患有糖尿病的老年人不宜饮用含糖的饮料。

总之，针对每位老年人的情况，应具体、仔细地选择适合的饮食品种，以确保老年人的饮食安全。

二、老年人饮食卫生

老年人的饮食卫生主要指其进食前后的清洁卫生和食品卫生。进餐前，护理人员应擦净饭桌，备好清洁餐具；帮助老年人洗手，协助卧床老年人坐起，安放跨床小桌；搀扶行走困难的老年人移至餐桌。护理人员应衣帽整洁，戴好口罩，操作前洗净双手，做好进餐的准备。进食时，将热饭、热菜尽快地分发给每位老年人，并应经常观察进餐情况。对不能自己进餐的老年人，应耐心喂饭，速度适中、温度适宜。进餐后，帮助老年人漱口或做口腔护理、洗脸、洗手；整理床单元、清理洗刷餐桌。

食品卫生主要指老年人自备食品的卫生。老年人在食用自备食品前，护理人员要检查食品的保质期，过期的食品要劝阻老年人食用。饭菜要加热煮沸后再适温食用；凡已发馊变质的饭菜，要向老年人说明情况，劝阻老年人食用，并予以处理，以防消化道疾病的发生。

三、对老年人进餐中意外情况的预防与处理

由于老年人的生理性衰老，致使他们的咀嚼和吞咽功能出现相应的改变，尤其是患有脑血管疾病后遗症的老年人，其吞咽功能障碍更为突出，在进餐时容易出现呛咳或气道梗塞。

首先为老年人进餐创造安静的环境，使其能安心进餐。如发现进餐呛咳，应劝老年人停止进餐、饮少量的水，或用手轻拍老年人的后背，以利于停止呛咳。如老年人出现气道梗塞，护理人员可按"紧急救护常识"中介绍的救护知识做力所能及的救护，但一定要立即通知医生，让医生给予抢救和处理。

第五节 老年人的坐卧安全

坐与卧是老年人生活中最常保持的休息体位。由于老年人骨骼肌肉功能减弱、平衡控制能力差，容易出现不安全的现象。护理人员应首先将座椅摆放稳固或检查床铺的安全；老年人坐卧后应注意其姿势，发现异常及时纠正；对不能保持坐卧姿势的老年人，必要时使用保护器具。

一、坐位的安全

老年人的座椅应选用牢固、带有扶手、摆放平稳的椅子。对具有行走能力的老年人，可帮助其坐入座椅上；需要搀扶的老年人，要将其搀扶到

座椅旁再安坐在椅子上；对不能行走的老年人，要按照搬运术的操作要求，安全地将其转移到座椅上。老年人坐稳后，将老年人的双脚平放在地面上，保持生理体位；如老年人不能保持坐姿，可视情况采用必要的保护措施。

二、卧位的安全

老年人的卧位往往取决于其身体状况和生活自理能力。若老年人在床上能自己采取最舒适的卧位，称主动卧位；若自身无力变换卧位，而处于被安置的卧位，称被动卧位；由于疾病的影响，老年人采取被迫而固定的卧位，称被迫卧位。

卧位的变换是对自己不能翻身的老年人，由护理人员帮助更换卧位的方法。老年人长时间固定于一个卧位可发生肺不张、压疮等并发症，所以要经常变换卧位。变换卧位要严格按照变换体位的操作要求进行，以保证老年人的安全。

第六节 认知症的安全保护

一、影响认知障碍症老年人安全的因素

认知障碍症是老年人因脑功能障碍而引起的疾病，其主要表现以智力减退、行为和人格改变为特征。它不仅严重影响老年人的生活质量，还可构成影响老年人人身安全的因素。

影响老年人人身安全的表现为：无目的地游走，出走后容易失去辨别

方向和地点的能力，并无法说清回家的路线；判断力减退，常不能根据天气的变化而增减衣服，不能处理个人日常生活；不适当的举动，个别患病老年人可出现随意脱衣的现象。

有的患病老年人还会出现性格改变和行为异常，表现出多疑、忧郁、语言性激越行为、身体攻击行为等。

二、认知障碍症老年人的安全保护

护理人员要十分重视认知障碍症老年人的安全保护，通过观察、巡视，了解掌握其情况，再针对情况采取安全保护措施，防止认知障碍症老年人出现不安全的情况。

对于有无目的游走行为的老年人，应加强对他们的监护，及时掌握动向，避免老人单独外出，管理好生活区的出口，必要时房门上锁。发现老年人有游走的预兆，及时予以劝阻，并将老人带回。组织老年人参与一些有趣味的活动，有利于丰富老人的生活，又便于管理。同时指导家属在老人衣兜内放置"爱心卡片"，写上老人的姓名、病史、家庭住址、联系电话等，一旦老人迷路，便于被人发现并及时送回。

根据季节的变化，帮助老年人及时更换衣服，及时收纳过季的衣被。对随意脱去衣服的老年人，要不厌其烦地为之穿好。加强认知障碍症老年人的日常生活护理，保证他们的生活需要。

对行为异常和性格改变的老年人，如有激越行为者，要耐心倾听，设法转移其注意力，引导老年人纠正异常行为和改善心理状态。了解老人的兴趣爱好，鼓励其参加喜欢的活动或体育运动，以松弛紧张的神经、疏散愤怒的情绪。将兴奋、躁动的老人带到安静的环境，必要时可在医生的指导下使用药物控制。做好老人生活环境的安全管理工作，注意保管好家中的药品、电源、刀剪、火柴、玻璃、绳子、铁棒等危险物品；住高楼者，阳台应上锁。疏导老人控制情绪，如情绪激动时，用深呼吸或分散注意力的方法放松自己，鼓励其以语言的方式表达或发泄情绪。了解老人的思想动态和行为，正确识别暴力行为及自杀行为的前驱表现，并采取有效措施尽早给予干预。

第七节　现场心肺复苏

一、目的

心肺复苏术是针对心跳、呼吸骤停的老人，通过操作使其恢复自主呼吸和脉搏的技术。

二、用品

血压计、听诊器、手电筒、抢救车、除颤仪。

三、操作步骤

（1）评估现场环境安全。

（2）判断老人意识　用双手轻拍老人双肩，问话，表现无反应。

（3）松解衣领及裤带。

（4）判断颈动脉搏动及自主呼吸　用右手的中指和食指从气管正中环状软骨划向近侧颈动脉搏动处，左耳靠近老人口鼻处，感受其呼吸气流，双眼观察老人胸部有无起伏（判断5～10秒），一般无搏动、无呼吸。

（5）呼叫医生或救护车。

（6）胸外心脏按压 于两乳头连线中点（胸骨中下1/3处），用左手掌跟紧贴老人的胸部，两手重叠，左手五指翘起，双臂深直，用上身力量用力按压30次（按压频率至少100次／分钟，按压深度至少5厘米）。

（7）打开气道 仰头抬颌法。确保口腔无分泌物，无假牙。

（8）人工呼吸 应用简易呼吸器，一手以"CE"手法固定，一手挤压简易呼吸器，每次送气400～600毫升，频率10～12次/分钟。

（9）持续2分钟的高效率操作 以心脏按压：人工呼吸=30∶2的比例进行，操作5个周期。（心脏按压开始送气结束）

（10）判断复苏是否有效 听是否有呼吸音，同时触摸是否有颈动脉搏动。

四、注意事项

（1）口对口吹气量不宜过大，一般不超过1200毫升，胸廓稍起伏即可。吹气时间不宜过长，过长会引起急性胃扩张、胃胀气和呕吐。吹气过程要注意观察老年人的气道是否通畅，胸廓是否被吹起。

（2）心肺复苏术只能在老年人心脏停止跳动的情况下才能施行。

（3）口对口吹气和胸外心脏按压应同时进行，严格按吹气和按压的比例操作，次数过多和过少均会影响复苏的成败。

（4）胸外心脏按压的位置必须准确 不准确容易损伤其他脏器。按压的力度要适宜，过大、过猛容易使胸骨骨折，引起气胸、血胸；按压的力度过轻，胸腔压力小，不足以推动血液循环。

（5）施行心肺复苏术时应将老人的衣扣及裤带解开，以免引起内脏损伤。

第三篇

其他相关
服务

第九章

家政服务

家政服务是指由社会专业机构、社区机构、非营利性组织、家政服务公司和专业家政服务人员来承担，将部分家庭事务社会化、职业化、市场化，帮助家庭与社会互动，构建家庭规范，提高家庭生活质量，以此促进社会发展的服务。

老年人由于生理机能衰退，大多没有能力完成家庭事务，需要通过家政服务来提高自身的生活质量。所以一般老年人的家庭需要家政服务员上门服务，主要提供上街买菜、制作家庭餐、清洁卫生、洗涤衣物以及园艺工作等，也有照料、陪护老年人。家政服务是老年人居家养老中不可缺少的部分。

第一节　居室环境调节

良好的居室环境是保证老年人正常生活的基本条件。老年人居室要保持适宜的温湿度、空气新鲜、光线充足且自然、安静舒适、清洁整齐。

一、居室的温度与湿度调节

对老年人较为理想的室温，夏天一般保持在24～27℃，冬天一般保持在18～21℃。室内的相对湿度为50%～70%（相对湿度是指空气中所含水分相当于饱和水蒸气的百分比）。

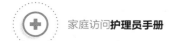

室内温度和湿度的调节方法如下。

1. 夏天室内炎热时

老年人可因散热不良而引起体温升高，此时可在白天将门窗关闭，不让外面的热气进入室内；晚上气温稍低时，将门窗打开通风；亦可用电风扇或空调来降低室内温度。另外，可采取室内放冰块的方法来降低室温，也可用温水毛巾经常擦拭老人身上的汗水，使其感到凉爽舒适。

但要注意的是，电风扇不能直接吹向老年人，空调温度不能调得太低，使用电扇、空调时间不能太长，以免着凉。

2. 冬季室温过低时

老年人因产热功能下降而常出现怕冷、肢体不灵活、手脚冰冷和僵硬等症状。此时可用取暖设备来提高室内温度或机体温度。取暖设备一般有空调、热水袋、电热炉等。应采取防触电等措施，以免发生意外。

3. 室内湿度失衡时

可用水拖地但要嘱咐老人，防止跌倒。开空调时，在房间内放盆水，以增加空气的湿度。在室内湿度过高时，可开窗通风，有条件的可在室内放置除湿机。同时，根据老年人的具体情况，勤换内衣，以使其感到舒适。

二、居室通风与采光

1. 居室通风

通风换气可使室内空气清新，有利于老年人的身心健康。

（1）夏天　居室的门窗应经常打开，使空气流通。

（2）冬天　每天应开窗通风一次，开窗时间要根据气温的情况确定。通风时不要采用直接对流的方式，以免使老年人感冒。如在天气寒冷时开窗通风，可让老年人暂去其他居室稍呆片刻，待通风完毕再回原室；或给老年人盖好被子、穿好衣服，以免老年人受凉。

2. 居室采光

（1）日光　可以给人温暖的感觉，而其中适当的紫外线可有杀菌作用。在清晨、午休、晚上时应调节光线，保证老年人得到自如的睡眠。

夏天早上的阳光常直射进室内，影响老年人睡眠；午休时光线太亮，也会影响老年人睡眠；所以早、中、晚应将窗帘拉上。

（2）长期卧床、紧靠窗户的老年人，在冬季天暖时，可打开窗子让阳光直接晒到室内，但要注意不要使阳光直射到眼睛。

三、保持居室安静

（1）安静的环境能使老年人心情舒畅。强烈的噪声可使人的听觉敏感度下降、食欲下降、注意力不集中，还可引起失眠症。

（2）护理人员在护理时，注意说话、走路要轻，关门、放东西时要轻，避免突然发出的声音扰乱老年人平静的心情。

（3）居室内桌椅脚应钉上橡胶，发现脱落及时修补；刮风时，注意及时关好门窗，以免发生撞击巨响或打破玻璃。

第二节　居室清洁整理

由于居室的整洁卫生直接关系到老年人的正常生活与身心健康，所以在护理工作中应随时注意保持。

一、居室清洁

（1）居室地面、门窗、家具应每日擦拭，擦拭的抹布应先浸湿后再使用。

（2）老年人用的痰杯要每日刷洗清洁，必要时煮沸消毒。老年人所用脸盆、水杯应在每日晨间护理后冲洗干净。茶杯，以及便盆、便壶每周清洗、浸泡、消毒一次。

（3）保持居室内、厕所无臭味和积水，便器无积垢。

（4）每餐后及时清洗老年人用过的餐具，擦食具的抹布与其他抹布要区分。

（5）定期清扫居室的墙壁。

（6）老年人有特殊需要时，护理人员应尽量满足其需求。

二、居室内物品的整理

（1）室内物品应摆放整齐，位置相对固定，用后及时整理，以保证老年人行走安全。

（2）床上除被褥外，不宜过多放置其他物品。

（3）放置食品的抽屉内，不宜放置其他物品，要经常清理抽屉。

（4）便盆、尿壶不得随意放在地上或桌上，用毕应及时放回厕所间固定的地方。

（5）老年人用的毛巾不可挂在床栏或椅背上，应放在统一固定的地方。

（6）老年人所用轮椅应定点放置，不得随处任意丢置。

第三节　食物烹饪

一、烹饪基本要求

老年人的食物烹饪应符合其生理特点。烹饪应做到"色宜美，味宜鲜，多选素油，少放盐，主食多蒸煮，副食少煎炸"。

二、烹饪小技巧

（1）蔬菜的烹饪　最好用急火，炒菜时加点肉汤或淀粉，可使菜增加鲜美，又可保持蔬菜中维生素的含量。

（2）老母鸡宜煨汤、童子鸡宜清炖。

（3）荤素配料应分开炒，出锅前再混在一起。

（4）做骨头汤时，应将骨头拍碎并加少许的醋，以促进钙的溶解。但须留意食用前滤清骨渣。

第四节　衣物洗涤

清洁卫生的衣物有利于老年人的身体健康和心情舒畅。洗涤衣物时，要根据衣物的布料性质选择洗涤剂。

一、常用洗涤剂

（1）肥皂　肥皂清洁力很强，但有损于皮肤。

（2）合成洗涤剂　洗衣粉、洗涤液为阴离子洗涤剂，80%的洗涤剂属于这一类。此类洗涤剂只能除掉轻微的污秽，使用较为安全。

（3）非离子洗涤剂　这是一种较理想的洗涤清洁剂，对除去油污有特效。

二、衣物清洗法

1. 洗衣程序

将要洗的衣物按种类进行分类，在放入洗衣机前将衣物拉链拉好、带子缠好，以防在洗涤时扭缠在一起。然后按所洗衣物的量放入洗涤剂进行洗涤。洗涤完毕后，对衣物进行干燥、熨烫、折叠。

2. 污渍去除小技巧

（1）陈旧血渍　可用双氧水溶液浸湿后加以搓揉，然后漂洗。也可用草酸清洗。

（2）铁锈污渍　可先用热醋浸泡，然后加以搓揉，然后漂洗。也可用草酸清洗。

（3）油渍　可用汽油擦洗，或将污衣物夹在吸水纸中间再用电熨斗烫烙，将油吸入纸内而消除。

第五节　代为采购

代为采购一般要去固定的商场和市场，选择固定摊位。做到"三勤"，即脚勤、嘴勤、眼勤。

（1）注意购物价格，最好要货比三家，选购物美价廉的商品。

（2）对各种蔬菜、水果等不宜存放的食品，应现用现买，并注意质量。

（3）注意食品的营养，一般情况下荤菜中鱼、蛋类营养价值较大。注意荤素搭配。

（4）掌握蔬菜的存放方法。

（5）了解、学习一些鉴别蔬菜、肉类、蛋类、饮料、水产类食品质量的知识。

（6）各项钱款的开支要随时记录，以备用户随时查阅。

（7）各项费用的支出要根据老年人的经济状况和意愿来定标准，可提出适当的建议，切勿主观决定。

（8）尊重老年人的饮食习惯，提前制订食谱，量入为出。

（9）对各项开支要以公开报账，日结日清。

第六节　家电及灶具的安全使用

一、电视机

电视机已成为老年人了解外面世界的一扇"窗户"，看电视已成为老年人的一大乐趣。选用电视机应注意以下几个方面。

（1）现在市场电视机的品种及型号很多，故在使用前应详阅"使用说明书"。老年人应选用屏幕稍大而功能不太复杂的电视机。电视机应放在室内且光线（阳光或灯光）不会直接射向荧屏的地方。电视机的后盖有散热用透气孔，所以在收看时要彻底去掉盖在电视机上的机罩或其他遮盖物，便于机器散热。

（2）电视机应避免放在多尘的地方，因为荧屏上积灰太多，会影响图像的清晰度。

（3）凡是电器用具都应该避免潮湿，电视机也不例外，而且电视机内有高压装置，因此不要用弄湿的手去开启电视机。在揩抹电视机上的积灰前，一定要切断电源，防止触电。

（4）有时触及荧光屏时可能会感受到轻微的电流，这是由于显像管表面积有静电的缘故，这种静电一般对人体无害。有雷电的时候，最好把电源插头拔去，并断开天线连接，以免雷电击坏电视机的机件。

（5）不要连续地开关机，否则将会影响电视机的使用寿命。

二、电冰箱

电冰箱用来储存食品，可延缓食品的腐败变质，保持营养价值，以及本来的风味、外形、色泽。

1. 使用注意

（1）不要把酒精、汽油等挥发性物品放入电冰箱，以免造成火灾和爆炸事故。

（2）不要用水喷洒电冰箱后背，以免影响电冰箱电气元件的绝缘。

（3）最好使用三孔电源插头、插座。若不得已使用两孔插头时，应将电冰箱外壳接地，以保证用电安全。

2. 食品的储存小技巧

（1）冰箱内不宜放置过量的物品，物品之间应留有一定的空隙，以便空气流通，才不会影响制冷效率。

（2）不要将热的物品直接放入冰箱内，以免增加冰箱的负荷，缩短使用寿命。

（3）容易干燥的食物或有特殊气味的食品（如鱼类、羊肉等），最好用保鲜袋封装好再放入冰箱内，以防食物水分散失或冰箱内食品互相串味。

（4）玻璃瓶装的液体（如果汁、汽水、啤酒等）不要放进冷冻室，以免玻璃瓶破裂。

（5）电冰箱冷藏食品能延缓食品的变质腐败，但不能消毒杀菌，故冰箱不是"保险箱"，冰箱内的食品放久了也会变质腐败。

三、电风扇

电风扇是用以通风消暑的家用电器，由电动机带动扇叶旋转，使室内的空气加速流动，从而使人体表面水分加速蒸发，带走热量，达到消暑降温的目的。

1. 注意使用安全

（1）电风扇正常运转时，不能用物体或手触摸旋转的扇叶，否则人体或物品都易受伤害。

（2）保养或擦拭电风扇扇叶时，一定要切断电源，再者不要用沾水的手去开启电扇，以防触电。

（3）台扇、落地扇使用三孔电源插头和插座。若不得已使用两孔插头时，应将电风扇外壳接地，以保证用电安全。

2. 电风扇的各种功能

电风扇的风速挡一般分为五挡，用符号"0、Ⅰ、Ⅱ、Ⅲ、Ⅳ"表示，分别表示空挡、微风挡、慢速挡、中速挡、快速挡。老年人一般使用慢速挡或微风挡比较适宜。电风扇的转向可扩大送风面，同时也可避免个人长时间迎风，这对老年人也是极为适宜的。

各种电风扇的定时器定时范围是不同的，一般有0～45分钟、0～60分钟、0～90分钟、0～120分钟等多种。当定时器旋钮指在"OFF"处，表示电源断开，风扇不运转；将定时器旋钮旋至20分钟处，风扇即运转，定时器滴滴作响，旋钮慢慢向"OFF"处回转，20分钟后，旋钮回转至"OFF"位，电源断开，电扇停转。定时器在"ON"位，表示电扇一直通电，不起定时作用。

老年人在夏季睡眠前应用风扇定时器，可避免熟睡后着凉。

四、微波炉

微波炉利用高频电磁波——微波照射食物，使食物自身发热，而且里外同时升温，炉灶本身却不热，从而显著地缩短了烹调时间，提高了烹调的质量和效率。微波炉加热的优点是：节省时间、节约能源、加热均匀、清洁卫生、保持营养、改善劳动条件。

注意事项具体如下。

（1）各种牌号和型号的微波炉控制装置和使用方法不完全相同，因此在使用前必须先仔细阅读说明书。

（2）不能空烧（即微波炉工作时炉腔不能无食物），因为空烧时，微波无法被吸收，会将磁控管烧坏。

（3）烧煮时，盛放食物的器皿一定要用玻璃制品和瓷制品，以及热固塑料、木、竹、棉、麻、草、纸制的容器。抗热的玻璃器皿是微波烹饪的最佳厨具。但必须注意有几种玻璃器皿和餐具（如带有金属装饰条纹的玻璃和陶瓷器具）不适用于微波炉，它们可因微波产生的电弧而破裂，导致烹调无法进行下去。

（4）金属罐装食物、粘有铝箔片的硬纸（或塑料）容器不能用于微波炉，更不能用金属制品装食物放入微波炉内烧煮，因为金属反射微波，会使食物吸收不到微波。同时，金属会形成高频短路，损坏磁控管。

（5）使用微波炉时，应远离磁性材料，因为磁性材料会干扰炉内磁场的均匀程度，使工作效率下降。

（6）使用微波炉时，不要把脸贴近炉门的玻璃观察窗观看食品烧煮情况，以免微波损伤眼睛。

（7）不可烹调整只生鸡蛋，就是煮熟加热的也要剥壳破膜，以免受热膨胀弹坏炉门，伤及人体。

（8）加热滚水或其他饮料时，应使用大口容器以使气泡从水面溢出。

（9）加热冷冻食品，应先解冻，后烹调，防止出现食品外层已熟透而食品内层仍未解冻的现象。

五、燃气灶具

燃气灶具目前是我们加热食品的主要手段，燃气包括人工煤气、液化气、天然气，因此燃气灶具也有此三大类型。不管是何种灶具，使用时都要格外注意。

（1）燃气灶一定要安置在空气流通的厨房，绝不能搬入卧室。在使用燃气灶时，一定要打开门或窗。如使用燃气灶的房间内有空调或风扇，空调和风扇的送风不得直接对着燃气灶吹，防止火焰熄灭；同时人不宜远离燃气灶，防止在煮的食物或水溢出扑灭火焰，而致燃气泄出，造成人员损害甚至伤亡。

（2）检查燃气灶周围有无纸类、塑料、油类等易燃物品，同时检查燃气管是否接触到燃气灶的高温发热部位，防止火灾。

（3）使用燃气灶先将旋钮开关旋转至"关"的位置，然后打开气源总开关。点火时将旋钮推进向左方向转动90°，稍时燃烧器被点燃，这时请不要立刻将手指移去，应继续按住旋钮3～5秒，然后再将手指移去。同时检查是否所有火孔都着火，如果火焰突然熄灭，应关闭开关旋钮，重新点火。

（4）开关和燃烧器连接处设有调风板，左右拨动，可调节燃烧时所需要的空气量。当空气不足时，火焰长而发红；空气过量时，火焰短而跳跃；空气适量时，火焰稳定，蓝色火焰清晰可辨，此时即为最佳燃烧状态。

（5）开关旋钮打开后处于90°位置时火力最大，继续向左旋，火力逐渐减弱，旋至180°时火力最弱。开关旋钮向右旋到"0"位时，火焰熄灭。熄火时可能会发出"嘭"的声音，这是火焰熄灭所致，并非异常。离开燃气灶时，请关闭气源总开关。

第十章　**法律知识**

　　2013年国务院发布了《国务院关于加快发展养老服务业的若干意见》，为我国的养老服务事业做出了整体的规划与设计。目前我国已经形成了以《中华人民共和国宪法》为指导，以《中华人民共和国老年人权益保障法》为基础，以国家法律法规、各部委和地方性行政法规、规章、规范性文件、标准等为具体内容的养老服务法律体系框架。

　　学法、知法、守法是每个公民的权利和义务，家庭访问护理员在工作中除了要了解一些基本的法律知识外，更要认真学习我国人口老龄化和家庭结构小型化的养老要求，领会社会化养老的法律法规，明确与自己工作相关的职责与权利。

第一节　基本权利与义务

　　《中华人民共和国宪法》（以下简称《宪法》）明确规定了我国的根本任务和根本制度，以及公民的基本权利和义务等内容。公民的基本权利是指国家通过《宪法》和法律规定的公民从事某种行为的可能性。公民的基本义务是指国家通过《宪法》和法律规定的公民从事某种行为的必要性。

一、公民的基本权利

　　公民的基本权利也称宪法权利或基本人权，是指由宪法规定的公民享有的主要的、必不可少的权利。国家现行宪法明确规定了公民享有广泛的权利和自由，具体有以下内容。

（1）公民参与政治方面的权利　包括平等权、选举权和被选举权。

（2）人身自由和信仰自由的权利　包括人身自由、人格尊严不受侵犯、住宅不受侵犯、通信自由和通信秘密受法律保护、宗教信仰自由等。

（3）公民的社会经济、教育和文化方面的权利　包括劳动的权利和义务、劳动者休息的权利、获得物质帮助的权利、受教育的权利和义务，进行科学研究、文学艺术创作和其他文化活动的自由等。

（4）特定人的权利　包括保障妇女的权利、保障退休人员的权利，保护婚姻、家庭、母亲、儿童和老年人，关怀青少年和儿童成长、保护华侨的正当权利。

二、公民的义务

公民的基本义务也称宪法义务，是指宪法明确规定公民必须遵守和应尽的根本责任。公民的基本义务是公民对国家具有首要意义的义务，它是构成普通法律所规定的义务的基础。宪法规定公民应履行的基本义务具有以下内容。

（1）维护国家统一和各民族团结。

（2）必须遵守宪法和法律、保护国家秘密、爱护公共财产、遵守劳动纪律、遵守公共秩序、尊重社会公德。

（3）保护祖国安全、荣誉和利益。

（4）保卫祖国，依法服兵役和参加民兵组织。

（5）依照法律纳税。

（6）其他方面的义务。

公民的基本权利和基本义务共同反映并决定着公民在国家中的政治与法律地位，构成普通法律规定的公民权利义务的基础和原则。

第二节　《老年人权益保障法》相关知识

一、老年人享有的基本权益

《中华人民共和国老年人权益保障法》（简称《老年人权益保障法》）规定老年人享有以下权益：

（1）老年人有从国家和社会获得物质帮助的权利，有享受社会服务和社会优待的权利，有参与社会发展和共享发展成果的权利。

（2）禁止歧视、侮辱、虐待或者遗弃老年人。

二、侵害老年人权益的法律责任

《老年人权益保障法》规定，老年人合法权益受到侵害时，承担以下法律责任。

（1）老年人合法权益受到侵害的，被侵害人或者其代理人有权要求有关部门处理，或者依法向人民法院提起诉讼。人民法院和有关部门，对侵犯老年人合法权益的申诉、控告和检举，应当依法及时受理，不得推诿、拖延。

（2）不履行保护老年人合法权益职责的部门或者组织，其上级主管部门应当给予批评教育，责令改正。国家工作人员违法失职，致使老年人合法权益受到侵害的，由其所在单位或者上级机关责令改正，或者依法给予处分；构成犯罪的，依法追究刑事责任。

（3）侮辱、诽谤老年人，构成违反治安管理行为的，依法给予治安管理处罚；构成犯罪的，依法追究刑事责任。

（4）未经许可设立养老机构的，由县级以上人民政府民政部门责令改正；符合法律、法规规定的养老机构条件的，依法补办相关手续；逾期达不到法定条件的，责令停办并妥善安置收住的老年人；造成损害的，依法承担民事责任。

（5）养老机构及其工作人员侵害老年人人身和财产权益，或者未按照约定提供服务的，依法承担民事责任；有关主管部门依法给予行政处罚；构成犯罪的，依法追究刑事责任。

（6）对养老机构负有管理和监督职责的部门及其工作人员滥用职权、玩忽职守、徇私舞弊的，对直接负责的主管人员和其他直接责任人员依法给予处分；构成犯罪的，依法追究刑事责任。

（7）不按规定履行优待老年人义务的，由有关主管部门责令改正。

（8）涉及老年人的工程不符合国家规定的标准或者无障碍设施所有人、管理人未尽到维护和管理职责的，由有关主管部门责令改正；造成损害的，依法承担民事责任。

第三节 《劳动合同法》相关知识

一、劳动合同要用书面形式

凡是员工进单位，首先应该与单位签订书面劳动合同。劳动合同分为固定期限、无固定期限和以完成一定任务为期限的劳动合同，还规定了劳务派遣和非全日制用工两种形式。其中，除了非全日制用工外，其他用工形式均需订立书面合同。针对未订立书面劳动合同的，《劳动合同法》规定，用人单位自用工之日起超过一个月、不满一年的，应当向劳动者每月支付两倍工资作为赔偿；应当签订而未签订劳动合同的情况满一年后，将视为"用人单位与该劳动者间已订立无固定期限劳动合同"。

二、用人单位不得向员工收取押金

《劳动合同法》规定，用人单位招用劳动者，不得要求劳动者提供担保或以其他名义向劳动者收取财物。在用工中，如果工作服是必须穿着的，应当视为用人单位给劳动者提供的劳动条件之一，用人单位没有理由向员工收取押金。如果用人单位违反了此项规定，由劳动行政部门责令期限退还劳动者本人，并处以每人500元以上、2000元以下的标准罚款；给劳动者造成损害的，应当承担赔偿责任。

三、试用期

《劳动合同法》规定，同一用人单位与同一劳动者只能约定一次试用期，试用期包含在劳动合同期限内。其中：劳动期限三个月以上不满一年的，试用期不得超过一个月；劳动合同一年以上不满三年的，试用期不得超过两个月；三年以上固定期限或无固定期限的劳动合同，试用期不得超过六个月。用人单位违反此约定，将由劳动保障行政部门责令改正，如果违反约定的试用期已经履行的，劳动者还可以向用人单位按规定要求支付赔偿金。还规定期间的工资标准不得低于本单位相同岗位最低档工资或者劳动合同约定工资的80%，并不得低于用人单位所在地的最低工资标准。

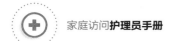

四、劳动合同必备条款

《劳动合同法》规定了劳动合同必须具备的必备条款，明确工作地点、工作时间和休息年假、社会保险、职业危害预防等重要内容，更加有利于维护劳动者的合法权益。

五、违约金

《劳动合同法》对违约金的设定有了新的规定，除两种特殊情况外，用人单位不得与劳动者约定由劳动者承担违约金。这两种情况具体内容如下：①用人单位为劳动者提供专项培训费用，对其进行专业技术培训并约定了服务期后，员工违反服务期约定的，应当按照约定向用人单位支付违约金。②负有保密义务的劳动者违反竞业限制责任或保密协议时，员工也应承担违约金责任。

六、无固定期限劳动合同

关于无固定期限劳动合同，不管是用人单位还是劳动者都时常存在着误解。其实，在解除条件上，无固定期限劳动合同除了不能以合同到期为由解除外，其他与固定期限劳动合同无区别，同样可以通过双方协商或依法律规定而解除。根据《劳动合同法》规定，若员工出现严重违反用人单位的规章制度等情况时，用人单位仍可以解除劳动合同。

七、劳务派遣用工成本提高

劳务派遣近年来因其成本低、用工灵活、便于管理的优势在我国迅速发展，劳务派遣用工形式非常普遍。对于居家养老服务来说，此种用工形式非常普遍。《劳动合同法》进一步规范了劳务派遣用工，派遣成本得到了很大的提升。

（1）在选择劳务派遣单位时，应与具有合法资质、注册资本不少于50万元的公司进行合作。

（2）劳务派遣单位与派遣员工签订的劳动合同，期限不能少于2年；派遣员工没有工作时，派遣单位也要以所在地最低工资标准按月支付报酬。

（3）派遣员工不用向劳务派遣单位、实际用工单位支付任何派遣费用。

（4）被跨地区派遣的员工，其劳动报酬与劳动条件，按用工单位所在地标准执行。

（5）本着"同工同酬"的原则，实际用工单位应当向派遣员工支付加班费、绩效奖金，提供与工作岗位相关的福利待遇。

（6）派遣员工在实际用工单位连续工作的，同样适用该单位的工资调整机制。

八、工作中应注意的问题

（1）用人单位最好使用劳动行政部门提供的劳动合同范本，如未使用劳动合同范本，则需注意自行设计劳动合同，文本也应具备《劳动合同法》规定的必备条款。否则将由劳动行政部门责令改正，给劳动者造成损害时，还要承担赔偿责任。

（2）员工手册、企业制度最好要通过企业工会确认。

参考文献

[1] 一番ケ瀬康子. 訪問介護員マニュアル. 京都：ミネルヴァ書房，2001.

[2] 冈崎美智子. 在宅看護技術. 东京：メヂカルフレンド社，2001.

[3] 全国訪問看護事業協會. 訪問看護の安全対策. 东京：日本看護協會出版社，2013.

[4] 青山智. 訪問リハビリテ-ション. 东京：三輪書房，2013.

[5] 中国就业培训技术指导中心，人力资源和社会保障部社会保障能力建设中心. 养老护理员. 北京：中国劳动社会保障出版社，2014.

[6] 黄晓琳，燕铁斌. 康复医学. 第6版. 北京：人民卫生出版社，2018.

[7] 张玉梅，宋鲁平. 康复评定常用量表. 北京：科学技术文献出版社，2018.